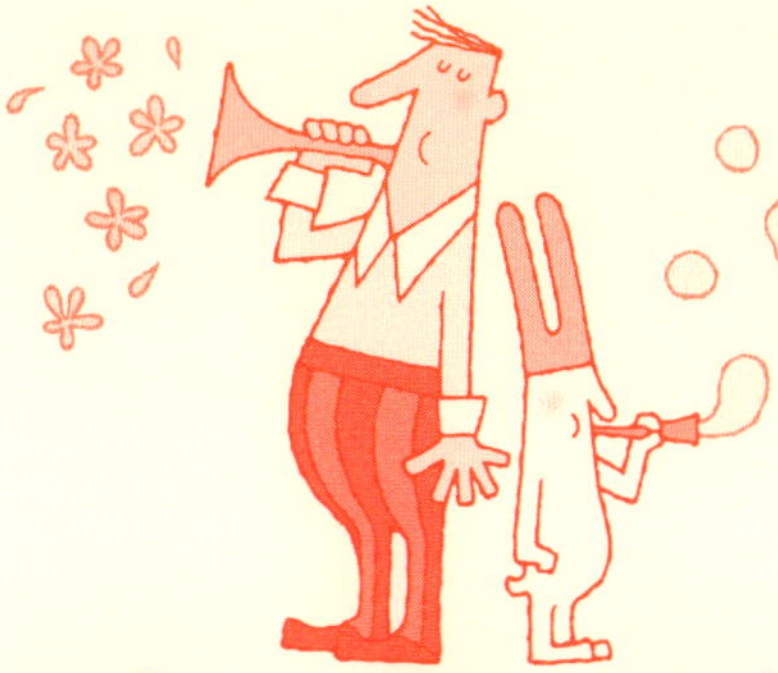

新潟大学大学院医学部教授
安保徹

ガンは自分で治せる

ガンが治る人・治らない人の違いがわかった！

マキノ出版
ビタミン文庫

まえがきにかえて——なぜガンを確実に治せるようになったのか

私と共同研究者の福田《ふくだ》稔《みのる》先生が『未来免疫学《めんえきがく》』（インターメディカル）で白血球《はっけっきゅう》（血液中の成分）の自律神経《じりつしんけい》支配（「福田―安保理論」）を明らかにしてから（自律神経とは意志とは無関係に体の働きを調節している神経で、交感神経《こうかんしんけい》と副交感神経《ふくこうかんしんけい》とがある）、思いがけない事実に遭遇《そうぐう》しています。難病といわれるガンや膠原病《こうげんびょう》（全身の血管や皮膚、筋肉、関節などに炎症《えんしょう》が見られる病気の総称で、原因不明の発熱や湿《しっ》疹《しん》、関節の痛みなどが起こる）を確実に治癒《ちゆ》にもっていけるようになったからです。

　ここでは、私たちがガンをなぜ治せるようになったのかについて述べてみます。昭和二十年代前半までの日本は貧しく、寿命が短かった（約五十五歳）ことでもわかるように、激しい交感神経緊張を強いられていました。食糧事情の悪さ、重労働、暖房の不備などを思い浮かべてください。

　このようなストレス状態にさらされている生き方では交感神経の緊張が持続し（消耗《しょうもう》状態）、免疫（病気に抵抗する力）が低下して、発ガン後のガン細胞の増殖がきわめて早いのです。しかし、日本の経済状態がよくなりだした昭和四十年代から、ストレス生活からの解放によって体の消耗から逃れ、ガンの進行が遅くなったり止まったりするという、ガン医学にとって明るい状況が訪れました。

ところが、残念ながら再び不幸な時代に突入したのです。新しく抗ガン剤の使用が拡大してしまったからです。

抗ガン剤による見せかけのガン組織の縮小に惑わされて、再びガン患者を消耗させる時代にしてしまったのです。この背景には、「発ガンのメカニズム」に対する正しい理解の欠如《けつじょ》があるように思います。

つまり、発ガンはその人が激しい消耗生活（交感神経緊張の持続）を送っていることによって引き起こされているという理解が乏しかったのです。この点が、私たちの発見です。消耗は組織を破壊して発ガンを及ぼし、同時にガン監視機構である免疫の働きを低下させます。

現代における消耗生活は昔と異なっています。そこには、働きづめの生活、不規則な生活、つらい心の悩み、消炎鎮痛剤《しょうえんちんつうざい》（痛み止め）の長期使用、抗不安剤や睡眠薬の長期使用などがあげられます。しかし、昔の貧しい時代と違って、これらの生活パターンは本人の意志で除けるものばかりです。

このようにして、生活パターンを変えたり薬の間違った使用をやめたりすることで免疫力は上がり、ガンは治癒に向かうのです。

私たちの方法での進行ガンの治癒率は、かなり高いと言ってよいでしょう。しかし、本書では遠慮して控えめに述べています。なぜ遠慮するかといえば、これまでの抗ガン剤治療、放射線治療、外科手術とは、あまりにも治る割合に開きがあるので、うそだと思われるからです。

この本を読まれたかたは、すぐに生活の見直しをされて、自分自身の免疫でガンを治してください。「ガンは怖くない」ということを実感できることと思います。また、本書でも紹介していますが、多くのかたが免疫を高めることで自分自身でガンを克服されています。

なお、本書の刊行にあたりましては、多くのかたがたのお力をお借りしました。私の共同研究者である福田稔先生、第5章で免疫を高める治療法を紹介してくださった宮城県立がんセンター研究所免疫学部長の海老名《えびな》卓三郎《たくさぶろう》先生、「福田―安保理論」に共感されて日々患者さんの治療にあたっていらっしゃる昌平クリニックの川田《かわだ》信昭《のぶあき》先生をはじめとした、日本自律神経免疫治療研究会の先生がたには深く感謝いたします。また、本書を一人でも多くのかたに読んでいただくために、わかりやすい文章作りの手助けをしてくださった医療ライターの斉藤《さいとう》季子《としこ》さんにこの場を借りて御礼申し上げます。

安保　徹

二〇〇二年四月

ガンは自分で治せる　目次

第3章　誤った治療がガンの治癒をはばむ

第4章 ガンだとわかったら まず生活を見直す 93

第5章 免疫を高めてガンを治す治療法 145

本文イラスト／松本　覚　図表作成／田栗克己　装画／小松希生　装幀／緒方修一

序章――ガンは「不治の病」ではない

●ガンの主な原因はストレスだった

一九八一年（昭和五十六年）以来、ガンは日本人の死因のトップを独走しています。二〇〇〇年（平成十二年）の厚生労働省の統計によれば、ガンで亡くなった人は年間二九万五三九九人に達しました。同じ年、青森市の人口は二九万七八五九人でした。つまり一年間で、県庁所在地の都市の人口にも匹敵する人々が、ガンで命を落としたことになります。

ガンは今後も右肩上がりに増え続け、二〇一五年には年間で八九万人がガンにかかるだろうと予測する専門家もいます。

しかし、私はあえて申し上げます。「これからは、ガンを減らすことができる」と。なぜなら、ガンが起こるしくみさえ理解すれば、誰もが自分でこの病気を治せるようになるからです。ここでいう〝自分で治せる〟とは、従来行われてきた抗ガン剤治療や放射線治療、手術などに頼らず、私たちの体に備わっている自然治癒力《しぜんちゆりょく》を高めてガンを自然退縮《たいしゅく》させるということです。

このように私がお話ししても、すぐには納得できないかもしれません。冒頭の数字が物語るように、ガンといえば「不治《ふじ》の病」というイメージが定着しています。

しかもガンはある日突然襲ってくる、天災のような存在です。たまたま早期に発見できれば治療もできるが、すでに進行期に入っていて浸潤《しんじゅん》（ガンが組織に深く入り込むこと）し、転移《てんい》（ガンが他の臓器に飛び火すること）してしまえば、最先端の治療をほどこしても回復は難しい――一般の人だけでなく、医師もそう考えています。

では、予防はどの程度可能でしょうか？　ガンが発症する背景には、長年の生活習慣やタバコなどの嗜好品《しこうひん》の影響、ウイルス、化学物質、紫外線、もろもろの発ガン物質、遺伝的な要素、精神的なストレスなど、さまざまな要因が複雑にからみあっているというのが一般的な意見です。

これほど漠《ばく》としていては、がんばって発ガン要因を排除してみても、ガンから逃れられるという確たる希望は持てません。ガンになるか、ならないかは運しだい。治るか治らないかは、神様まかせ。とにかく受けられるだけの治療を受けるしかない。

これまでのガン予防や治療は、このように見通しの立ちにくいものでした。ですから私が「自分でガンが治せる」と言えば、誰もが「はあ？」と首を傾げるのです。

この本では、ガンを「いろいろな要因が複雑にからまりあって生じる病気だ」と曖昧《あい まい》にとらえるのではなく、ガンは「働きすぎや心の悩みなど、ストレスが原因で生じる病気である」と、原因をはっきり名指しにして、ガンの正体を明かすところから出発しています。

ストレスとガンとのかかわりについては、これまでガンの専門家も正しく認識しておらず、「ストレスなども、ガンの発症原因に数えられます」と、たくさんある発ガン要因の一つにストレスを数えてきました。それゆえ、ガンの予防や治療に際しても、「ストレスなどを、ためこまないようにしましょう」と、添え物のようなアドバイスをしてきたにすぎません。このことがガンを難病にし、ガン死を増やすことにつながっています。

主犯格がストレスだと気づけば、ストレスを取り除くように生活を見直すことで、ガンは自分で治すことができるのです。また、生活の中でストレスを避ける工夫をすることで、ガン予防についても明るい展望を持つことができます。

この本は、次のような構成からなります。

第1章では、体を病気から守る「白血球《はっけっきゅう》」(血液中の成分)と、白血球の働きを調整している「自律神経《じりつしんけい》」(意志とは無関係に体の働きを調節している神経)の働きについて説明します。

自律神経と白血球は密接なかかわりがあり、自律神経がバランスよく働いているときは、白血球の働きもよく、病気に負けない免疫力《めんえきりょく》(病気に抵抗する力)を保つことができます。しかし、ストレスによって自律神経の働きが乱れると、その影響で白血球のバランスも狂い、免疫力が低下してガンを呼び込む体調になります。

第2章では、ガンがどのような病気であるか、ストレスがどのようにガンとかかわるのか、そのメカニズムを自律神経と免疫の関係からお話しします。

第3章では、ガンを難治化させる元凶《げんきょう》である「抗ガン剤治療」「放射線治療」「手術」の危険性について触れます。これらの誤った治療から逃れることが、ガンを治すための大前提です。

第4章では、ガンを治すための具体的なアドバイスを盛り込みました。ガンに至った自分の生活をどう見直せばいいのか? ガンとわかったら、どんな医師を選び、どんな医師を避けたらいいのか? 転院するときは、どうすればいいのか? 患者さんが実際に直面する問題を取り上げました。

第5章では、免疫力を強化してガンを治す二つの治療法を紹介しています。八年来の共同研究者である福田《ふくだ》稔《みのる》先生（「自律神経免疫療法」）と、免疫療法に心血を注いでおられる海老名《えびな》卓三郎《たくさぶろう》先生（「ＢＡＫ療法」）に、治療についての考え、治療内容、治療成果についてお話ししてもらいました。

ガンを予防し、治すための考え方や生活の工夫は、福田先生との共同研究で誕生した「福田―安保理論」が土台になっています。ここで、福田先生との共同研究について、少し触れておきましょう。

●病気の発症と治療の基礎となる「福田―安保理論」

昔から「病は気から」と言われてきたように、ストレスが病気と密接にかかわっていることは、経験的に知られていました。

たとえば肉親との死別や事業の失敗、地震などの災害で避難生活を余儀なくされた人々が、感染症にかかりやすくなったり、糖尿病が悪化したり、ガンに倒れるという現象は医師もしばしば観察しています。

私と福田稔先生は共同研究を通して、ストレスがどのように病気の引き金を引くのか、そのメカニズムを解き明かすことができました。私たちが出会ったのは、平成六年十月のことです。

当時、福田先生は新潟県内の病院に勤務する消化器専門の外科医でした。先生は平成三年ごろから、ある奇妙な現象に出くわすようになりました。それはお天気がいい日ほど、「虫垂炎《ちゅうすいえん》」の患者さんが運び込まれて来るという「晴れた日の虫垂炎」現象でした。

虫垂炎は一般に「盲腸炎《もうちょうえん》」と呼ばれている病気です。盲腸は小腸から大腸につながった部分で、虫垂は盲腸の先端から突き出ている筒状をした器官です。この虫垂に起こる炎症を虫垂炎といいます。

福田先生の観察では、雨の日や曇った日にも虫垂炎を起こす人はいるのですが、冬の晴れた日は判で押したように患者さんが来るそうです。しかも、ぴかぴかの晴天になればなるほど、手術が必要な重症の虫垂炎が多いのです。

不思議に思った福田先生は、気圧計を設置して気象観測を行い、虫垂炎と気圧にどんな関係があるのかを調べ始めました。私は先生と一面識もありませんでしたが、たまた医学雑誌（『ミクロスコピア』、編集代表・前新潟大学教授藤田恒夫《ふじたつねお》先生）の同じ号に寄稿していたという縁で、虫垂炎と気圧の共同研究を始めることになったのです。

やがてこの虫垂炎と気圧の研究を通して、私たちは体を感染から守る白血球が、内臓の働きを調整している自律神経の支配を受けていることを発見し、これを「福田―安保理論」と名付けました。

この理論については第1章で詳しく説明するので、ここでは簡単にお話ししておきます。

自律神経は血管や心臓、消化器など、内臓の働きを調整している神経で、交感神経《こうかんしんけい》と副交感神経《ふくこうかんしんけい》があります。昼間の活動時やスポーツを行うときは、交感神経が優位に働きます。心臓の働きを高め、呼吸を早め、消化管の働きを止めて、活動にふさわしい体調に整えます。

逆に休息時や食事をするときは、副交感神経が優位に働き、心臓の動きや呼吸をゆるやかにし、消化液の分泌《ぶんぴつ》を促して消化管の蠕動《ぜんどう》運動（内容物を先の器官に送る動き）を活発にします。

自律神経による調整は内臓だけでなく、血液中を流れる白血球にも及びます。白血球には大きく分けて顆粒球《かりゅうきゅう》とリンパ球があり、前者はサイズの大きな細菌などを食べて処理し、リンパ球はウイルスなどの微小な異物に対し、抗体《こうたい》と呼ばれるたんぱく質を使って無毒化する働きをしています。

交感神経は顆粒球の数と働きを支配し、副交感神経はリンパ球の数と働きを支配しています。交感神経が優位になっているときは顆粒球が増えて活性化し、副交感神経が優位のときはリンパ球が増えて活性化します（三三ページ参照）。

交感神経と副交感神経がバランスよく働いているときは、顆粒球とリンパ球の数や働きもバランスがとれており、病気に対する抵抗力も保たれています。自律神経はストレスの影響を受けやすく、働きすぎや心の悩みを抱えていると、主に交感神経が緊張を強いられるようになります。

交感神経は血管を収縮《しゅうしゅく》させる働きがあり、過度に緊張すると血管が収縮傾向になり全身で血流障害が起こります。

また交感神経の緊張は、顆粒球の増多を招きます。顆粒球は体を防御する大切な働きをする一方で、寿命を終えるとき活性酸素《かっせいさんそ》を大量にまき散らすという災難をもたらします。活性酸素は強力な酸化力で粘膜《ねんまく》を傷つけ、組織に炎症《えんしょう》を引き起こします。胃潰瘍《いかいよう》、腸炎、難聴、糖尿病、脳血管障害、心臓病、自己免疫疾患《しっかん》など、ありとあらゆる病気は、ストレスで交感神経が緊張し、顆粒球が増えて活性酸素が組織を破壊することで生じるのです。ちなみに晴れた日に虫垂炎の炎症が重くなるのは、高気圧下では交感神経が緊張して顆粒球が増え、大量発生した活性酸素が虫垂粘膜を破壊していたからです。

「福田―安保理論」は自律神経と白血球のかかわりを解明することで、「私たちがなぜ病気になるのか?」「どうすれば病気を治せるのか?」の問いに、明快に答えを出しました。

すべての病気の根っこには、ストレスによる交感神経の緊張があります。ストレスを取り除いて、交感神経の緊張を解消すれば、病気はおのずと回復に向かいます。もちろんガンも例外ではありません。多くの人がガンを治す生活法を実践するなら、はじめに述べたようにこの国のガンは減らすことができるのです。

それでは次章から自律神経と免疫について詳しく触れながら、ガンを治す方法について説明していきましょう。なお、私たちの共同研究のきっかけとなった「晴れた日の虫垂炎の謎」については、福田稔先生の著書『難病を治す驚異の刺絡《しらく》療法』『ガンはここまで治せる！』（ともにマキノ出版）に詳しいので、興味のあるかたはそちらをご一読ください。

第1章

自律神経と免疫の働き

ガンは誰もがかかり、誰もが治る病気

●肩こりや痔と同じしくみでガンは発症する

ガンと聞けば、誰もが難病だと思っています。ガンの原因が、細胞の遺伝子の異常にあるなどと言われれば、ずいぶん話が難しそうで、とてもこの病気のしくみを知るのは無理そうだな、という気もします。

では、話をちょっと日常生活に戻してみましょう。

たとえば、サラリーマンの鈴木さんは、最近どうも、元気がないと訴えます。どうやら連日の残業がこたえているらしく、疲れているのに眠れない、頭が重い、肩がこる、おまけに痔《じ》もひどくなってきたと嘆いています。

またOLの佐藤さんは一ヵ月ほど前に失恋をして以来、食欲がなく胃が痛くて水ものどを通らないといいます。

この鈴木さんと佐藤さんが悩まされている、全身倦怠《けんたい》や頭痛、肩こり、痔、食欲不振、胃炎なら、ガンとは違ってたいへん身近な病気という印象があるでしょう。

実はこれらお茶の間で誰もが口にするようなありふれた病気と、ガンという病気の間にはほとんど違いはありません。あるとすれば、鈴木さんや佐藤さんはまだ当分ガンにはなりませんが、この状態を何年もほうっておけば、いずれその先にガンが待ち受けているだろう、という発病時期の違いがあるにすぎません。

「痔とガンをいっしょにするなんてどうかしてる！」。そう思われる読者もたくさんいると思います。しかし、序章でご紹介した**「福田―安保理論」＝「体を病気から守っている白血球《はっけっきゅう》の数と働きは、自律神経《じりつしんけい》によって調整されている」**という理論を土台にしてながめると、ガンと痔がまったく同じメカニズムで起こっていることがわかります。

自律神経（二二ページ参照）は過労や心の悩みなど、心身に及ぶストレスの影響を非常に受けやすく、自律神経の乱れが白血球（二六ページ参照）のバランスの乱れを誘発し、結果的に**〈免疫低下〉**と**〈血流障害〉**と**〈組織破壊〉**などの障害を招きます。これらが肩こりや痔、ガンを引き起こす原因になるのです。ガンは特別な病気ではなく、誰もがかかり、誰もが治る、ごくありふれたお茶の間の病気なのです。

〝お茶の間の病気ガン〟が起こるしくみを理解するには、まず自律神経と白血球のかかかわりを知っておくことが大切です。次項で自律神経と白血球の働きについてご説明していきましょう。

自律神経とは何か

●脳の指令を受けずに独立して働く

私たちの体は、六〇兆個という膨大な数の細胞からできています。細胞はそれぞれが自由気ままに働いているのではなく、一つの目的に向かって一致団結して働いています。これら細胞の働きを調整しているのが自律神経です。

自律神経は心臓や血管、胃腸、汗腺《かんせん》など内臓諸器官の働きを調整している神経です。脳の指令を受けず独立して働くことから、自律神経と呼ばれています。私たちが寝ている間に心臓が止まらないのも、自律神経が心臓の働きをコントロールしているおかげです。

自律神経には交感神経《こうかんしんけい》と副交感神経《ふくこうかんしんけい》があり、交感神経は背骨（脊椎《せきつい》）から均等に出ており、副交感神経は首（頸椎《けいつい》）と仙骨《せんこつ》（背骨の腰の部分の下で、ちょうどお尻《しり》の割

自律神経系の二重支配

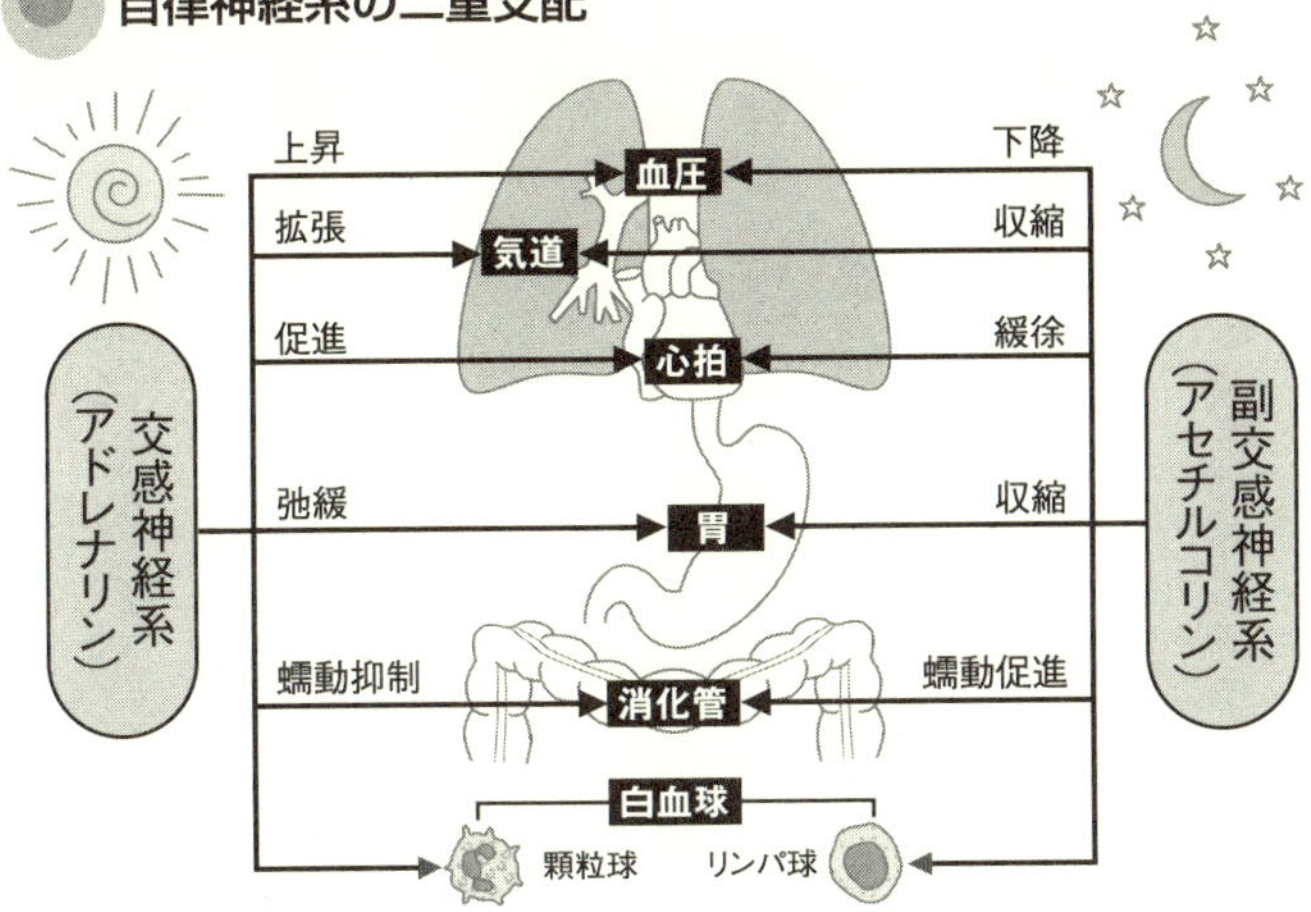

れ目が始まるあたりにある骨）から出ています。首から出ている副交感神経は心臓や胃など上半身の内臓を支配し、仙骨から出ている副交感神経は骨盤《こつばん》内の臓器を支配しています。

このように副交感神経が首と仙骨に分布しているのは、進化の過程で生物が胴長になり、胴体にあった副交感神経が上下に分断されてしまったためです。一方の交感神経は脊椎ができてから進化した神経なので、背中に均等に分布しているのです（上の図参照）。

交感神経と副交感神経は正反対の働きをし、両者は互いに拮抗《きっこう》するように働いています。交感神経は主に運動時や昼間の活動時に優位になる神経で、心臓の拍動《はくどう》を高め、血管を収縮《しゅうしゅく》させて血圧を上げ、消化管の働きを止めて、体を活動的な体調に整えます。

副交感神経は食事のときや休息時に優位になる神経で、心臓の拍動をゆるやかにし、血管を拡張して血流を促し、心身をリラックスモードに整えます。また細胞に分泌《ぶんぴつ》や排泄《はいせつ》を促す働きがあり、副交感神経が優位になると、消化液の分泌や排便が促進されます。

●自律神経は全身の六〇兆個の細胞の働きを調整する

自律神経は内臓の働きを調整する際に、それぞれ神経の末端から神経伝達物質を分泌します。交感神経から分泌されるアドレナリンには、心臓の鼓動《こどう》を速め、血管を収縮させて血圧を上げる作用があります。アドレナリンは心身を緊張、興奮させて、戦闘態勢モードを作ります。そのため、ひたいに青筋を立てて怒っているような人を「あの人はアドレナリン漬けだ」などと言うのです。

これに対し、副交感神経から分泌されるアセチルコリンは、心臓の鼓動を遅くし、血管を拡張して血圧を下げ、体のスイッチを休息・リラックスモードに入れるとともに、臓器の分泌・排泄の働きを促進する作用があります。

お笑い番組を見ているときなど、心身がリラックスしているときは、笑いすぎて涙や唾液《だえき》が出てきますが、これはアセチルコリンが細胞の分泌・排泄の働きを促しているからです。

交感神経が優位になっているときは、六〇兆個の細胞すべてがアドレナリンの作用を受けて活動モードに入っており、あらゆる物質の分泌がストップします。副交感神経が優位のときは、すべての細胞がアセチルコリンの作用を受けてリラックスモードに入り、食物を分解するための酵素《こうそ》（体内での化学反応を促す物質）を分泌したり、老廃物《ろうはいぶつ》を排泄しています。

このように自律神経が、「よーい、どん！」と六〇兆個すべての細胞の働きを同調させているおかげで、私たちは独立した個体として生命活動を営むことができるわけです。この自律神経は内臓だけでなく、体を病気から守る白血球の働きも調整しています。次に白血球の働きを説明しましょう。

白血球の働きとは

●白血球は免疫システムの中心

私たちの体には、「免疫《めんえき》」と呼ばれる自己防御システムが備わっており、ウイルスや細菌、異種たんぱく（自分の体にはないたんぱく質）、ガン細胞などの攻撃から体を守っています。白血球はこの免疫システムの中で主役となって働いている血球細胞です。

血液中には、白血球のほかに赤血球《せっけっきゅう》が流れています。赤血球は酸素と炭酸ガスを運ぶ役割があり、血液一㎣中に約五〇〇万個ほど含まれています（二七ページの図参照）。

一方、白血球は血液一㎣当たり、五〇〇〇～八〇〇〇個ほど含まれており、その九五%は「顆粒球《かりゅうきゅう》」と「リンパ球」で占められています。両者はともに体を敵から守っていますが、それぞれ次のように働き方が違います。

顆粒球は、真菌《しんきん》や大腸菌、古くなって死んだ細胞の死骸《しがい》など、サイズの大きい異物

血液細胞はすべて多能性幹細胞から分化してくる

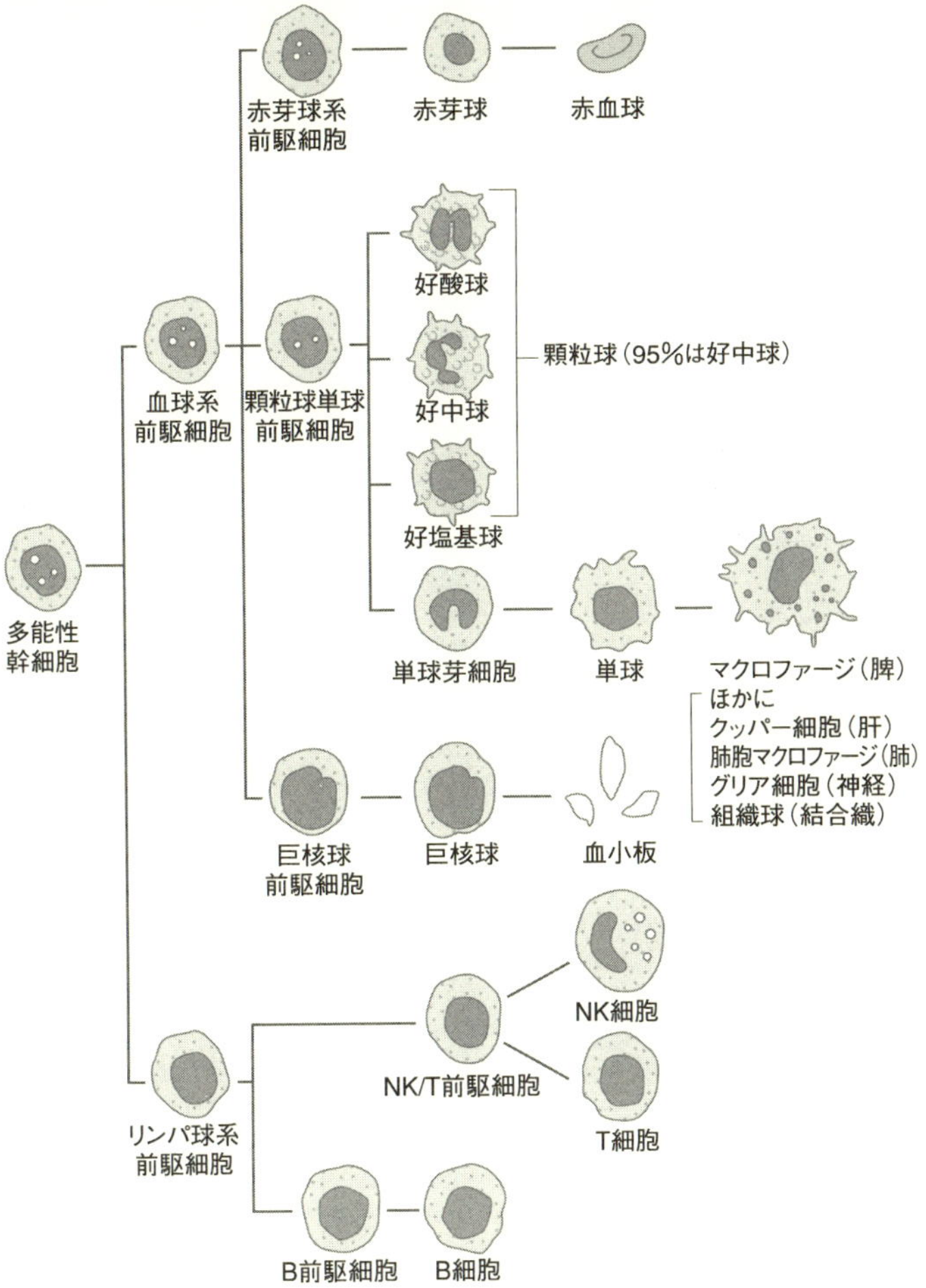

を食べて処理する係で、通常、血液一㎣当たり三六〇〇〜四〇〇〇個、白血球全体の五四〜六〇％を占めています。

顆粒球は厳密には好中球《こうちゅうきゅう》、好酸球《こうさんきゅう》、好塩基球《こうえんききゅう》に分けられますが、顆粒球全体の九五％は好中球なので、ここで顆粒球と言った場合は好中球のことを指すことにします。

顆粒球の増殖能力はたいへん高く、緊急時には二〜三時間で全体の二倍に増えます。けがで組織に炎症《えんしょう》があるときには、顆粒球が一万〜二万個／㎣に達し、白血球全体の九割を占めることもあります。顆粒球が正常値を明らかに超えているときは、虫垂炎《ちゅうすいえん》や肺炎、扁桃腺炎《へんとうせんえん》など炎症性の病気が起こっている疑いが高くなります。

顆粒球の寿命は二〜三日と非常に短く、役目を終えるときは組織の粘膜《ねんまく》を死に場所に選び、ここで活性酸素《かっせいさんそ》を放出してあの世にいきます。顆粒球が吐き出すこの活性酸素が、万病を招く元凶《げんきょう》なのです。というのも活性酸素は強い酸化力があり、組織を次々に破壊してしまうからです。顆粒球の比率が正常であれば、体内には活性酸素を無毒化するしくみがあるので大事には至りません。しかし顆粒球が増えすぎると、活性酸素の産生も高まり自力で無毒化するのは難しくなります。

その結果、広範な組織破壊が起こり、潰瘍《かいよう》や炎症が生じるようになります。そして、ガンもこの活性酸素が原因で起こる病気なのです（五二ページ参照）。

さて、もう一方の白血球であるリンパ球は、ウイルスなど微小な異物を攻撃するのが得意な細胞です。リンパ球は、異物を「抗原《こうげん》」と認識すると、抗原を無毒化する「抗体《こうたい》」と呼ばれるたんぱく質を作って対応しています。白血球の約三五～四一％を占め、血液一㎣当たりでは、二二〇〇～三〇〇〇個程度含まれています。

リンパ球はさまざまな種類があり、働き方がそれぞれ異なります。ガン攻撃を得意とするＮＫ細胞もリンパ球の仲間です。リンパ球は登場人物が多いので、その働きはのちほど説明しましょう。

この顆粒球とリンパ球を除いた、残り五％が「マクロファージ」です。マクロファージはアメーバーのような格好をした細胞で、サイズの大きな異物を食べて殺したり、細胞から出た老廃物を食べて掃除をする係でもあります。

マクロファージは異物をかじって、相手がどのような敵であるか判断すると、異物の端《はし》をリンパ球や顆粒球に見せて、「ほら異物が入ってきたよ」と知らせます。この知らせを受けて、リンパ球や顆粒球が活性化し異物を排除するのです。

マクロファージは、血液中だけでなく全身に分布し、部位ごとに名前や形、働きを変えています。血中を循環して炎症部位にかけつけるのは、単球《たんきゅう》と呼ばれています。その他、肺でスタンバイしているのは肺胞《はいほう》マクロファージ、肝臓にいるのはクッパー細胞、脳にこもっているのはグリア細胞と呼ばれています。

自律神経と免疫のかかわり

●自律神経が白血球を調整している

白血球は種類が多くて、頭がごちゃごちゃになりそうだと思われるかもしれませんが、その心配は無用です。白血球の進化の歴史をたどっていくと、話はたいへんシンプルになります。

今、ご紹介した顆粒球とリンパ球は赤の他人ではなく、マクロファージを共通の祖先とする兄弟分です。単細胞生物時代の防御システムは非常にシンプルなもので、マクロファージが異物を食べて老廃物を排泄するだけ、といったものでした。しかし、そのうちにウイルスや異種たんぱくがひっきりなしに脅かしに来るようになり、この程度の防衛システムでは寿命が延ばせなくなりました。

そこで生物は多細胞生物に進化する過程で、食べるには小さすぎるウイルスなどの異物に対しては、新たな防御システムを上乗せしました。すなわちマクロファージの食べる能力を捨てて、食べるころに使っていたノリ（接着分子）を抗体として利用し、敵にくっつく能力を進化させたのです。この能力をもったのがリンパ球です。ただし、リンパ球の仲間であるNK細胞だけは、現在も過去の名残《なごり》をとどめ、異物を食べる能力はもっています。もう一方の顆粒球は、マクロファージの食べる能力を受け継ぎ、現在に至っています。

先に自律神経が内臓を調整するときに、交感神経はアドレナリンを、副交感神経はアセチルコリンを分泌するお話をしました。マクロファージには、アドレナリンとアセチルコリンの両方に反応するレセプター（受容体）があり、顆粒球にはアドレナリン、リンパ球にはアセチルコリンのレセプターがそれぞれあります。

レセプターは、細胞の膜上にあるたんぱく質の分子で、ある特定の物質を選んで結びつく性質があります。つまり顆粒球にアドレナリンのレセプターがあるということは、顆粒球は交感神経（アドレナリン）に反応して活性化し、リンパ球は副交感神経（アセチルコリン）に反応して活性化するということを意味しています。

顆粒球は交感神経刺激、リンパ球は副交感神経刺激で増加

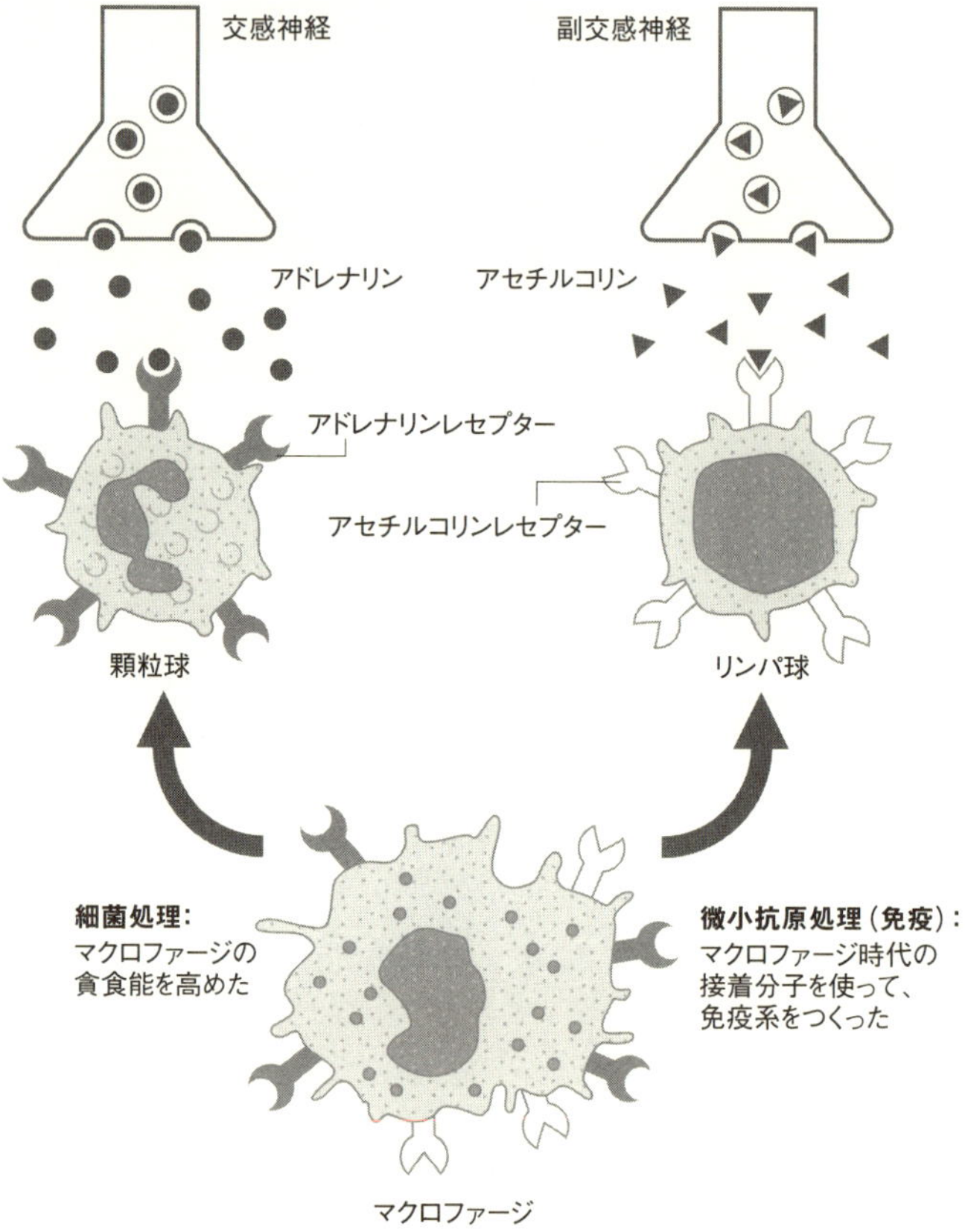

顆粒球は交感神経が分泌するアドレナリンのレセプターをもち、リンパ球は副交感神経が分泌するアセチルコリンのレセプターをもっている。

このことから自律神経は、次のように白血球を調整していることになります。

●交感神経が優位になると、顆粒球が増えて活性化する

●副交感神経が優位になると、リンパ球が増えて活性化する

実は、この〈交感神経ー顆粒球〉〈副交感神経ーリンパ球〉というチーム編成は、生物が安全に暮らすうえで、たいへん理にかなったものなのです。

というのも日中の活動時、つまり交感神経が優位になっているときは、手足に傷を負いやすく、傷口に細菌が侵入する機会が増えます。このときはサイズの大きい細菌を食べてくれる顆粒球にいてもらったほうがいいのです。

反対に夜間の休息時や食事を食べて、それを消化吸収、排泄しているときは、副交感神経が優位ですが、このときにはぜひリンパ球にいてもらいたいのです。食物を摂《と》ると、消化酵素《こうそ》で分解された異種たんぱくやウイルスなど微小な異物が、口や消化管からどんどん入ってきます。これらはサイズが小さすぎて、顆粒球では対応できないからです。夜間は微小な異物処理を得意とする、リンパ球の出番なのです。

実際、私たちの血液を調べてみると、昼間の活動時は交感神経が優位になって、顆粒球が増え、夜間の休息時には副交感神経が優位になってリンパ球が増えています

白血球の日内リズム

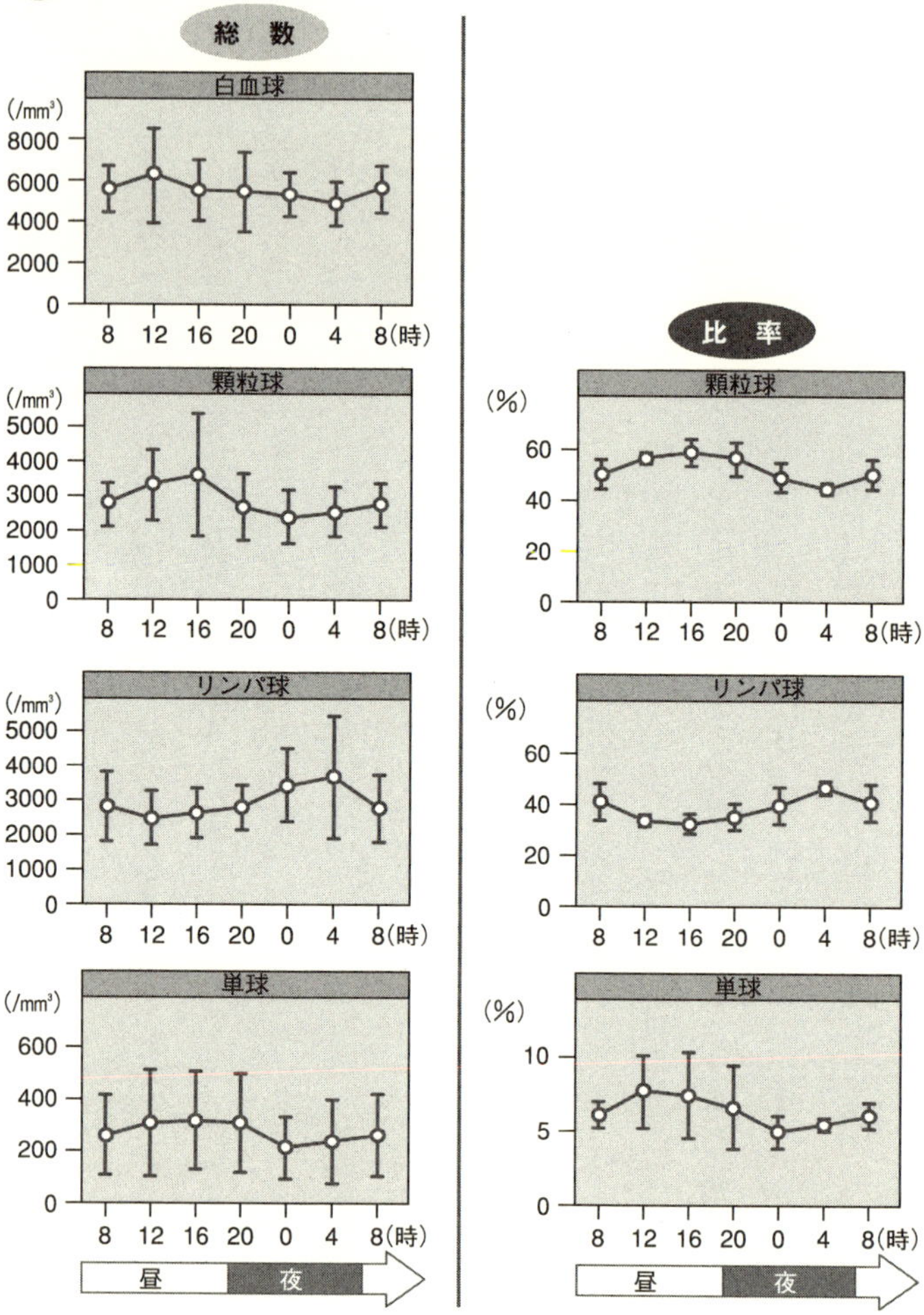

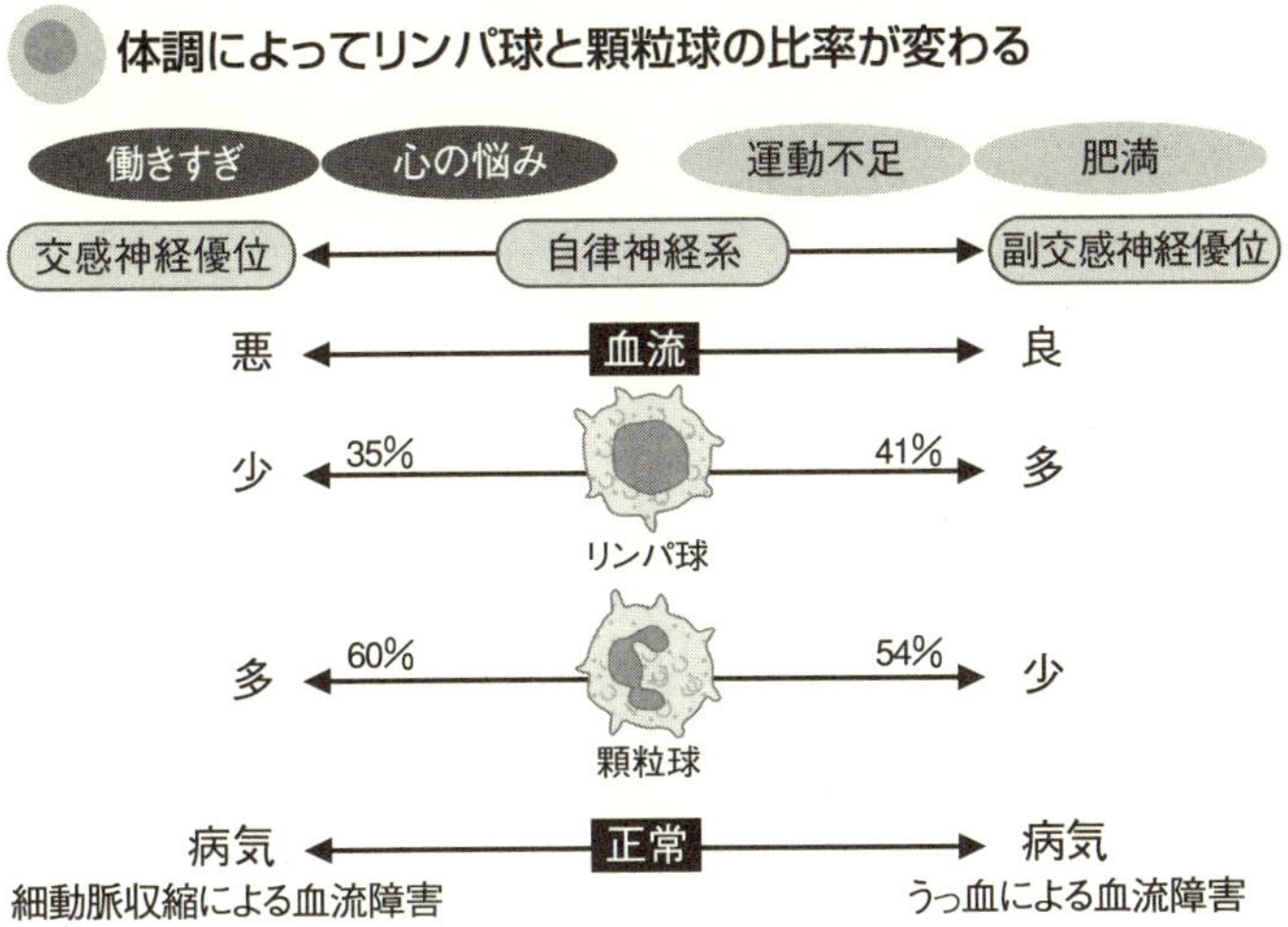

（三四ページの図参照）。

自律神経と白血球が連携することで、私たちの体は環境の変化に応じて、最も効率よく体を守ることができるようになったというわけです。

●ガンを殺すリンパ球

交感神経と副交感神経のバランスが安定しているとき、顆粒球とリンパ球の比率は、顆粒球五四〜六〇％、リンパ球三五〜四一％になり、病気に対する抵抗力も保たれています。ガンなどへっちゃらと言える体調です（上の図参照）。

では、この体調のときに、リンパ球たちがどのようにガンを撃退してくるのかお話

リンパ球の進化の歴史

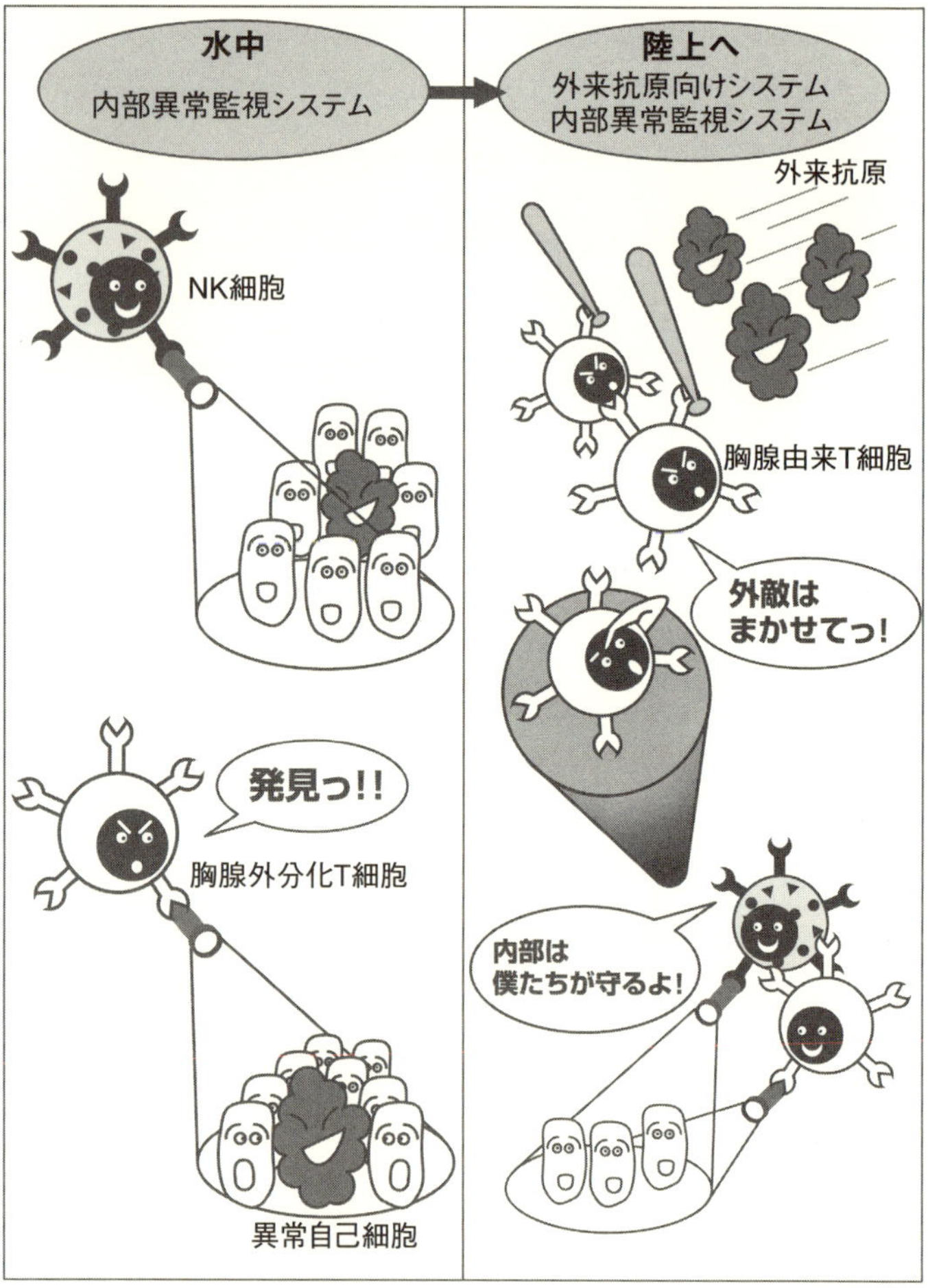
水中
内部異常監視システム
陸上へ
外来抗原向けシステム
内部異常監視システム
外来抗原
NK細胞
胸腺由来T細胞
外敵は
まかせてっ!
発見っ!!
胸腺外分化T細胞
内部は
僕たちが守るよ!
異常自己細胞

T細胞の進化の過程

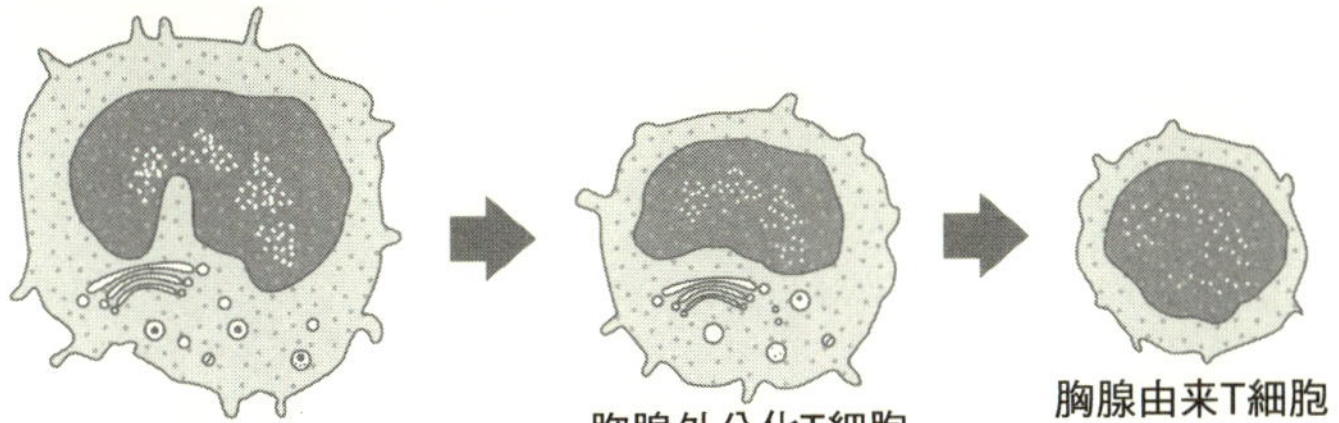

ししておきましょう。先ほどリンパ球はいろいろな種類があるといいましたが、これも進化の歴史をたどりながら眺《なが》めていくと、たいへんわかりやすくなります（三六ページの図参照）。

〈進化の古いリンパ球がガンを殺す〉

リンパ球には、T細胞、B細胞、NK細胞、NKT細胞（胸腺《きょうせん》外分化T細胞）があります。

リンパ球が発生した背景には、生物が多細胞生物に進化する過程で、小さな異物に対処しなくてはならない必要性がありました。

はじめにできたリンパ球は、T細胞系の古いタイプのリンパ球であるNK細胞と胸腺外分化T細胞（以下ではNKT細胞）、現在のB細胞よりも古いタイプのB－1細胞でした。第5章の海老名《えびな》卓三郎《たくさぶろう》先生の治療で登場するγδ《ガンマデルタ》T細胞も、このグループに属する進化の古いタ

NK細胞はパーフォリンやグランザイムなどを使ってガン細胞を殺す

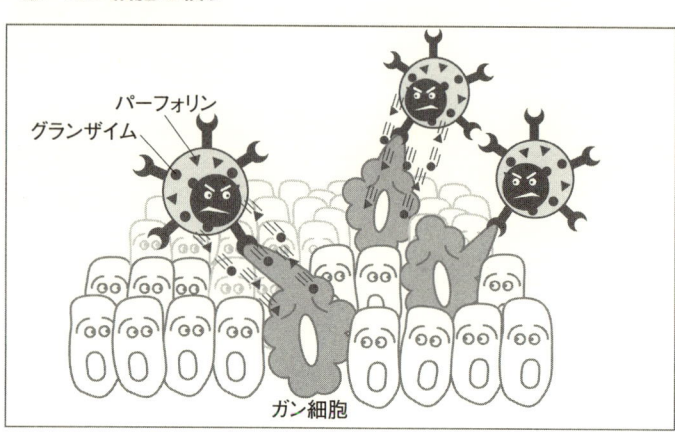

イプのリンパ球です（三七ページの図参照）。

これら進化が古いタイプのリンパ球の攻撃対象は、異常になった自分の細胞（異常自己細胞）です。異常自己細胞には、ガン細胞・老化細胞・マラリア感染細胞・ウイルス感染細胞があります。

体内でこれらの細胞を見つけると、NK細胞はパーフォリンやグランザイムなどの物質を分泌して、NKT細胞は細胞を破壊するファス分子と呼ばれるたんぱく質を使って殺してしまいます。マラリア原虫に感染した細胞は、NKT細胞に異常自己細胞と認識され、一網打尽に破壊されます（上の図参照）。

〈進化の新しいリンパ球は外来の異物を殺す〉

さてその後、胸腺（リンパ球のうちのＴ細胞を成熟させる器官）が登場し、現在のＴ細胞とより進化したＢ細胞が発生しました。

Ｔ細胞とＢ細胞は、主に外界から侵入してくるウイルスや細菌、花粉やダニのフンなど微小な異物を攻撃するリンパ球です。Ｂ細胞は肝臓や膵臓《すいぞう》、腸管《ちょうかん》などの免疫臓器で作られ、Ｔ細胞は骨髄《こつずい》で作られた後、心臓のそばにある胸腺という臓器で、異物を認識する教育を受けて一人前になります。

Ｔ細胞とＢ細胞は異物を攻撃する際に「抗体抗原反応《こうたいこうげんはんのう》」と呼ばれる連係プレーを行います。体内にウイルスなどの異物が侵入してくると、Ｔ細胞が「異物（抗原）が入ってきたよ」とＢ細胞に知らせます。この知らせを聞いたＢ細胞は、抗原を無毒化する「抗体」を作り、これを使って抗原を捕まえて退治してしまいます。

Ｔ細胞とＢ細胞は一度出会ったウイルスや細菌を抗原として記憶し、二度目に会ったときには、これら抗原を無毒化するための抗体を迅速《じんそく》に作って、攻撃態勢を整えます。私たちが一度しか「はしか」にかからないのは、リンパ球がはしかウイルスを覚えていて、二度目にはしかウイルスが侵入したときに、抗体を作って撃退するからです。

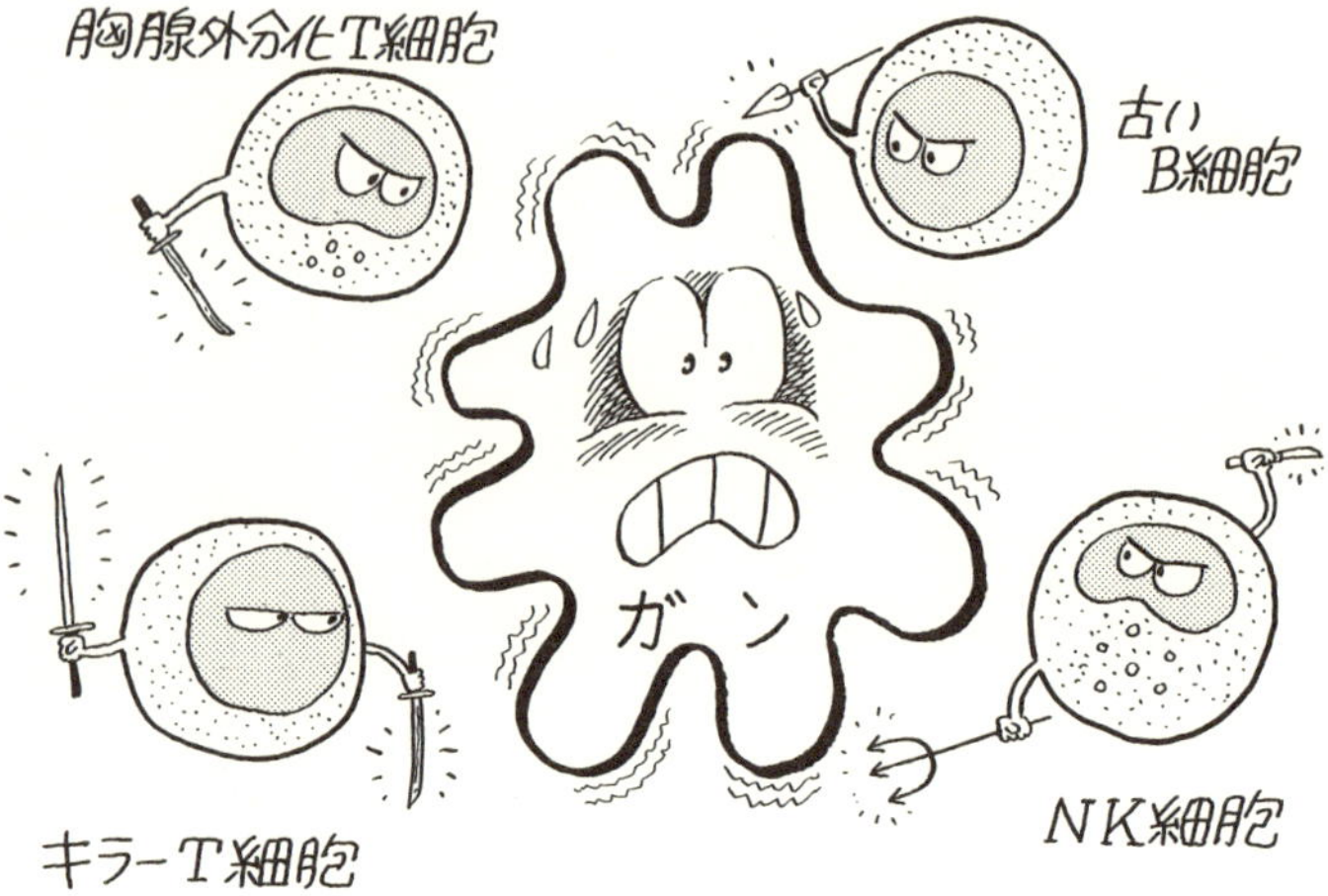

ガンを攻撃する４人衆

●副交感神経優位は「ガンにならない体調」

このようにリンパ球の働きをみてみると、免疫システムというのは二重の包囲網を引いて、細胞の製品管理を行っていることがわかります。一つは、異常になった自己細胞を殺して排除するＮＫ細胞、ＮＫＴ細胞、古いＢ細胞のグループです。

そして、もう一つは、外部から侵入してきた異物を殺すＴ細胞とＢ細胞です。ちなみにＴ細胞の中にも、キラーＴ細胞というガン攻撃を得意とする殺し屋がいます。直接ガン細胞にとりついて、相手の細胞膜《さいぼうまく》に穴を開けて殺してしまうのです。キラーＴ細胞の場合、ガン細胞の表面に「ガン抗原」という、いわばガンの目印を掲げたものだけを殺します。

先にリンパ球は副交感神経の調整を受けているとお話ししましたが、ガン攻撃を得意とするＮＫ細胞とＮＫＴ細胞は交感神経の支配を受けており、交感神経が優位になると数が増えます。ただし、ＮＫ細胞が放出するパーフォリンなどの武器は、副交感神経が優位になっていないと分泌することができません。

こうした点から、リンパ球がガンとしっかり闘えるのは、副交感神経が優位な体調のときです。副交感神経優位の体調といえば、リラックスして笑いがあり、心なごむときです。この体調であれば、血管が拡張し血液循環も良好です。体内に発ガン物質が入ってこようと、ガンが生まれようと、豊富な血流で悪いものは流し、血液の流れに乗って巡回するリンパ球たちによって、ガン細胞はどんどん駆逐《くちく》されていきます。

また副交感神経が優位になれば、細胞の分泌・排泄能が高まるので、ＮＫ細胞もバシバシとパーフォリンでガンを攻撃できます。この副交感神経優位の体調では、リンパ球がだいたい二〇〇〇個／㎣以上は維持されています。たとえガンになっても、余裕で闘えるでしょう。

●交感神経の緊張は「ガンになる体調」のはじまり

しかし、ひとたび自律神経が乱れてしまうと、せっかくの「自律神経―白血球」の連携が今度はあだとなって返ってきます。

交感神経と副交感神経は、シーソーのようにバランスをとって働き、体を安定した状態に保っています。はじめにお話ししたように、自律神経はストレスなどの影響を受けやすく、交感神経が一方的に緊張するようになります。

交感神経の緊張は、さまざまな障害を連鎖反応的に引き起こしていきます。これが「ガンになる体調」のはじまりです。では、交感神経が緊張すると、どのような害がもたらされるのでしょうか？　交感神経の緊張は全身の細胞に及び、次のような障害を招きます。

交感神経緊張状態がもたらす四悪

交感神経の緊張が続くと、以下に述べる四つの弊害が生じてきます。

①顆粒球増多、活性酸素の大量発生による組織破壊

交感神経緊張状態がもたらす4悪

1. 顆粒球増多、活性酸素の大量発生による組織破壊

2. 血流障害

3. リンパ球の減少

4. 排泄・分泌能の低下

自律神経のうち交感神経は、顆粒球の数と働きを支配しています。ストレスで交感神経の緊張が続くと、顆粒球が増加するとともに活性酸素が大量に産生されます。活性酸素の強力な酸化力で細胞を殺傷し、組織破壊が拡大します。

体内では、呼吸で得た酸素から発生する活性酸素、細胞の新陳代謝《しんちんたいしゃ》から生ずる活性酸素など、さまざまなルートで活性酸素が産生されますが、活性酸素全体の比率では、顆粒球から放出されるものが七〜八割を占めています。したがって顆粒球が増加すればするほど、組織破壊が進むことになります。

これがガンをはじめとして炎症性の病気や胃潰《いかい》瘍《よう》、腸炎、痔、歯槽膿漏《しそうのうろう》、潰瘍性大腸炎など、ありとあらゆる病気を生むことになります。二一ページでガンと痔に差はないといったことが、これでおわかりいただけたでしょう。

②血流障害

交感神経が分泌するアドレナリンは、血管を収縮させる作用があります。そのため、交感神経の緊張が続くと、細胞が持続的にアドレナリンの作用を受けるために全身で血行障害が起こります。

血液は全身の細胞に酸素と栄養を送り、老廃物や体にとって不要なものを回収しています。

血流障害によって、このサイクルが阻害《そがい》されると細胞に必要な酸素や栄養は届かず、老廃物が停滞するようになります。発ガン物質や有害物質が蓄積していけば、発ガンを促します。また痛み物質や疲労物質がたまることで、痛みやこりなどの症状が現れます。

③リンパ球の減少

白血球中の顆粒球とリンパ球の比率は、その人の自律神経のバランスによって変動しており、顆粒球とリンパ球は、いつも逆転した動きを示します。

交感神経が緊張すると、副交感神経の働きがおさえられます。その結果、副交感神経の支配下にあるリンパ球の数が減り、働きが低下します。具体的にいうと、ガン免疫で中心的な働きをするキラーT細胞は数が減って戦力が低下します。

一方、ＮＫ細胞は数こそ増えますが、ガンを殺すときに使うパーフォリンを分泌できなくなって、ガンを殺す能力が低下してしまうのです。頼みの綱であるキラーT細胞とＮＫ細胞の能力が低下することで、再生細胞のガン化を促進することになるのです。

④排泄・分泌能の低下

交感神経が緊張しているときは、副交感神経の働きがおさえられ、③で述べたように臓器や器官の排泄や分泌能が低下します。これによって便や尿などが排泄しにくくなったり、各種ホルモンの分泌異常が起こるようになります。

なによりもダメージとなるのは、ＮＫ細胞の働きが落ちることです。

交感神経緊張状態は、このようにガンを呼び込む体調を作っていきます。次章では、ストレスがガンを招くしくみを具体的にご説明していきましょう。

第2章

発ガンのしくみがわかった

交感神経緊張状態の持続がガンを招く

●発ガンの原因は交感神経緊張状態にある

ガンはたった一個の正常細胞が、無限に増殖するガン細胞に変わるところから始まる病気です。ガン細胞が正常細胞と決定的に違うのは、正常細胞は分裂の回数が決まっていて、むやみに増えませんが、ガン細胞は無限に増えるという点です。

細胞の核の中にあって細胞分裂をコントロールしている遺伝子DNAが、なんらかの理由で破壊されると、細胞は正常に増殖できなくなり、異常な増殖をくり返すガン細胞に変貌《へんぼう》します。

遺伝子を傷つける原因の筆頭として、紫外線や発ガン物質の排ガス、タバコの中のベンツピレン、魚や肉の焼け焦げ、山菜のワラビのトキシン、ある種のカビなどがあげられます。

しかし、私はこうした「外因性の要因」は、ガン全体の三割だと思っており、発ガンを促すのは「内因性の要因」、つまり働きすぎや心の悩み、薬の使いすぎなど、そ

ガン患者はリンパ球の比率が低い

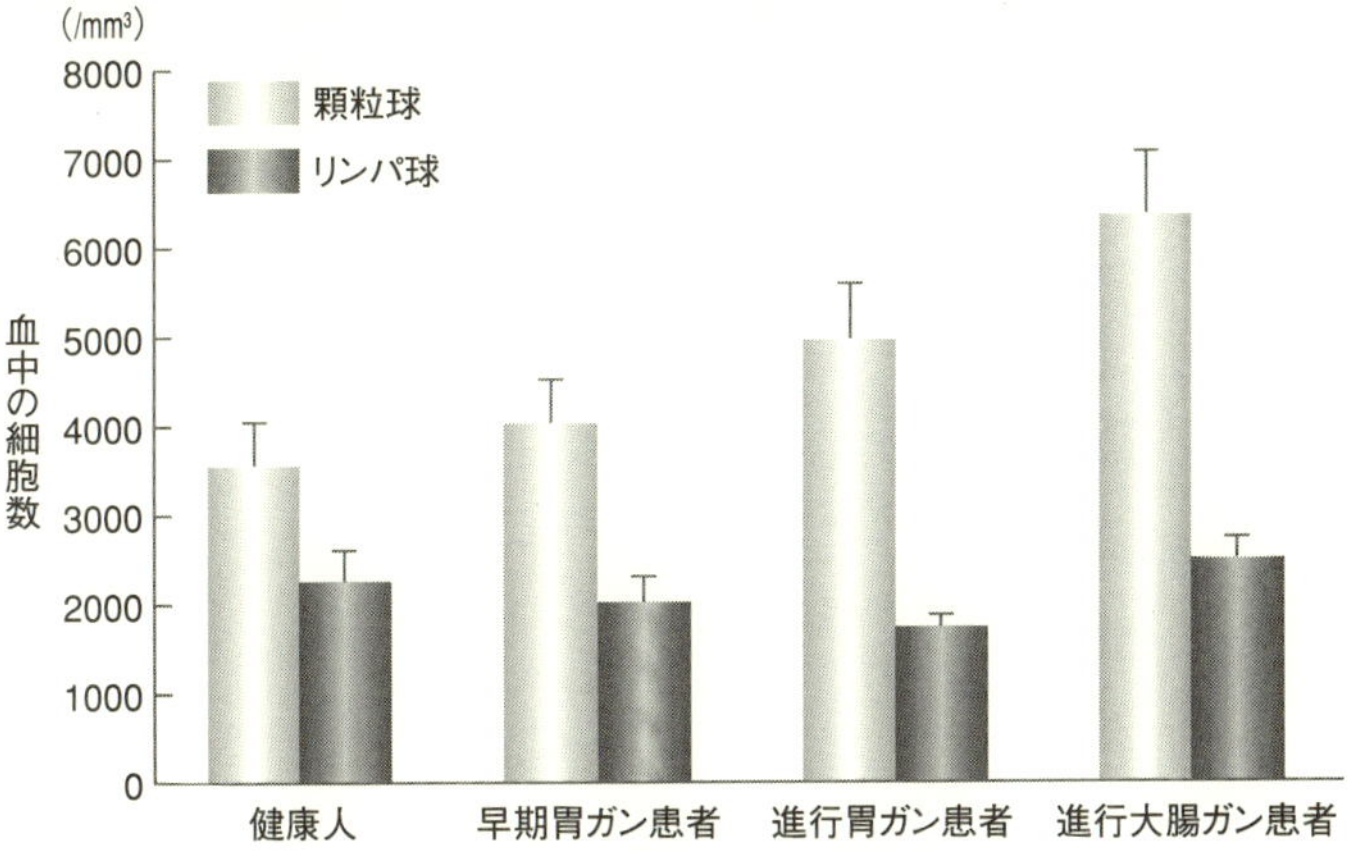

の人の生き方そのものに原因があると考えています。

なぜなら、この三点はいずれも心身にストレスとなって強力に交感神経《こうかんしんけい》緊張状態を招き、その結果として**〈顆粒球《かりゅうきゅう》増多（血流障害）→活性酸素《かっせいさんそ》の大量発生→組織破壊〉〈リンパ球の減少→免疫力《めんえきりょく》の低下→分《ぶん》泌能《ぴつのう》の低下〉**というガンを呼び込む体調を、着々と作り上げていくからです。

実際、胃ガンの患者さんの顆粒球増多は、進行ガンだけでなく早期ガンでも確認できます。これは胃ガンになるような人は、すでに交感神経緊張状態の体調、ガンを呼び込む体調にあることを示しています（上の図参照）。

ガンを引き起こす三つの要因

①働きすぎ、②心の悩み、③痛み止めの連続使用という「内因性の要因」が、どのように発ガンを引き起こすのか、みていきましょう。

①働きすぎ

働きすぎで倒れる人には、大別して二つのタイプがあります。一つは三、四ヵ月の短期間に、一日三〜四時間の睡眠しかとらず、働き続ける人です。このタイプでは「突然死」が非常に起こりやすくなります。

死因の大半は、心臓疾患《しっかん》です。短期集中型の働きすぎの人の場合、まず赤血球《せっけっきゅう》に異常が起こります。極限の交感神経緊張状態になると、赤血球が顆粒球によって破壊され、正常であればパラパラと離れて流れていく赤血球が弾力性を失い、互いにベタベタとくっついてしまうようになります（五一ページの写真参照）。

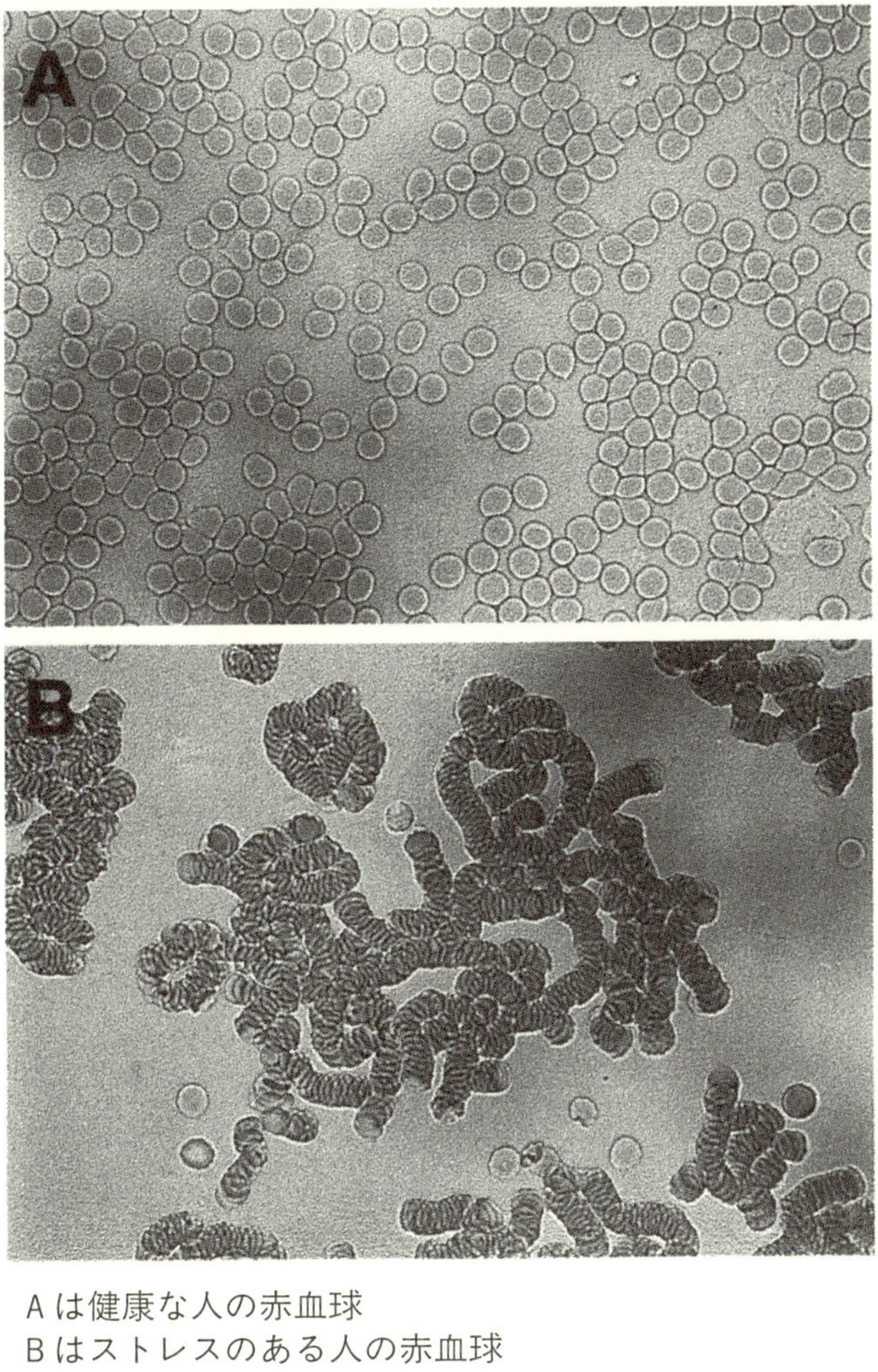

Aは健康な人の赤血球
Bはストレスのある人の赤血球

ストレスで赤血球がつながってしまう

ちょうど金平糖《こんぺいとう》がつらなったように見えるこの現象を、「赤血球の連銭《れんせん》現象」といいます。こうなると血液が流れにくくなり、血流障害が全身で起こります。心臓に栄養を送る冠状動脈《かんじょうどうみゃく》で血液が止まると、心筋梗塞《しんきんこうそく》で倒れることになります。

働きすぎで倒れる人のもう一つのタイプは、「ガン死」です。

突然死と決定的に違う点は、長期にわたる過重《かじゅう》労働が続いていることです。このタイプは五年、一〇年で発ガンします。それにしても働きすぎが、なぜいけないのでしょうか？

それは、活動量の多い人は細胞の再生が起こりやすいことから、発ガンの頻度《ひんど》が高まるからです。ある組織で細胞が壊れて死ぬと、その近所でまた新たに細胞分裂が起こって増殖し、失われた分を補います。このような働きを細胞の再生といいます。

この細胞分裂を促進しているのが活性酸素です。エネルギー消費の激しい活発な人は、もともと顆粒球が多いために活性酸素の産生も高くなります。その結果、細胞の分裂増殖は、非常に早いスピードで進行します。

私たちの体の中で、細胞分裂が活発な場所は腸の上皮《じょうひ》（皮膚に似た組織で臓器を覆《おお》う組織）細胞、肺、乳腺《にゅうせん》、胃などです。これら再生が活発な部位は、ガンになるリ

ガンの主な発生部位

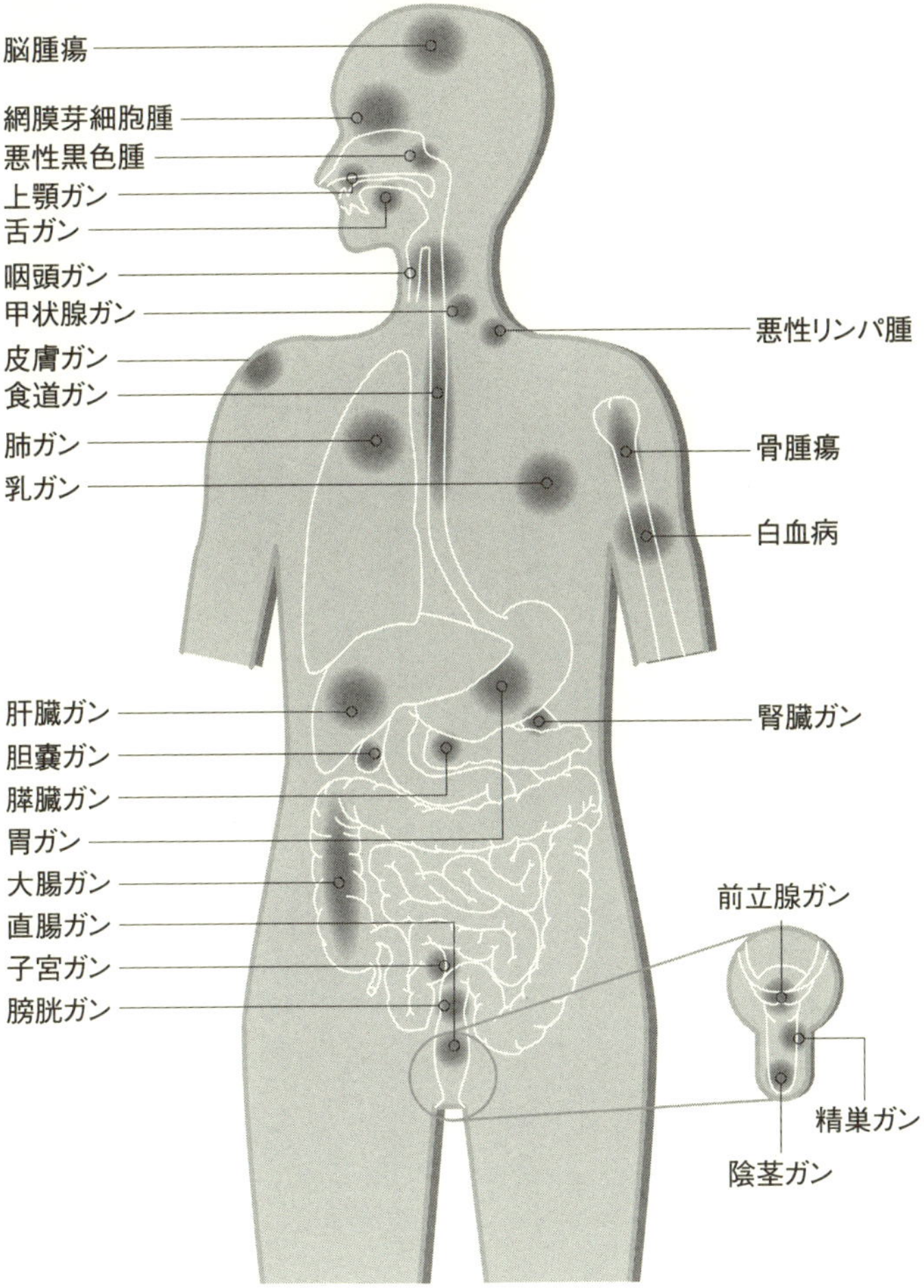
脳腫瘍
網膜芽細胞腫
悪性黒色腫
上顎ガン
舌ガン
咽頭ガン
甲状腺ガン
皮膚ガン
食道ガン
肺ガン
乳ガン
悪性リンパ腫
骨腫瘍
白血病
肝臓ガン
胆嚢ガン
膵臓ガン
胃ガン
大腸ガン
直腸ガン
子宮ガン
膀胱ガン
腎臓ガン
前立腺ガン
精巣ガン
陰茎ガン

スクがとくに高くなります（五三ページの図参照）。

残業したうえに午前様で大量のアルコールを飲むという生活を続けると、顆粒球増多になり活性酸素が増加します。こうして組織破壊が進むと傷を修復するために、細胞の増殖をになう増殖関連遺伝子が働きます。

この増殖関連遺伝子は、「原型ガン遺伝子」と呼ばれています。ガンという名はついていますが、もともとは正常な細胞が、正常に増殖するために必要な遺伝子です。通常は細胞増殖が必要なときに限ってスイッチが入り、必要な回数だけ細胞を分裂させます。

しかし、交感神経緊張状態が年単位で持続し、組織が何度も再生をくり返していると、やがてこの細胞増殖関連遺伝子にも異常が起こり、増殖の調節がきかなくなってしまいます。その結果、細胞を無限の増殖に駆り立てる「ガン遺伝子」になってしまうのです（五五ページの図参照）。

交感神経の緊張が高まっているときは、副交感神経が抑制されガンと闘うリンパ球の数が減ったり働きが悪くなります。これでは手も足も出ないという状態です。

ストレスが発ガンに結びつくメカニズム

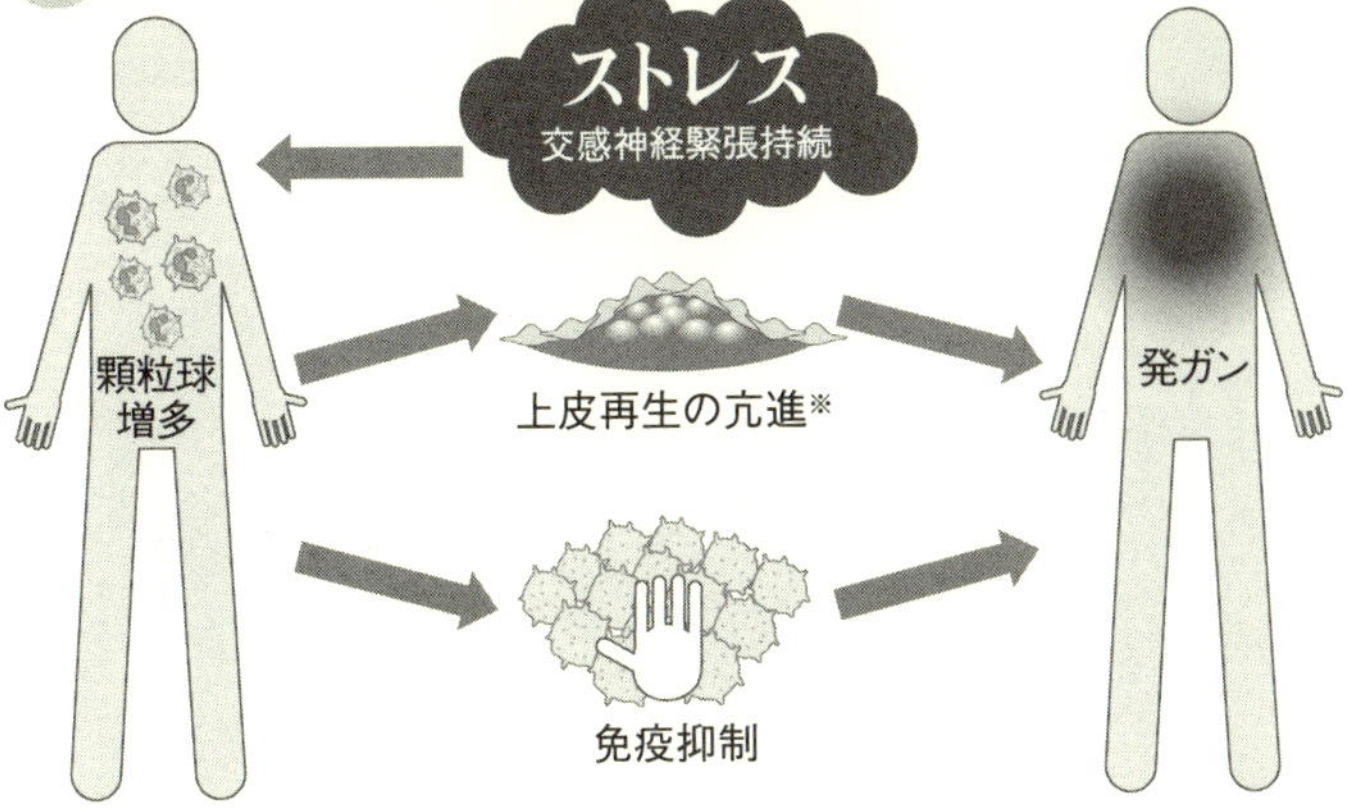

※ガン遺伝子はすべて上皮再生のための増殖関連遺伝子

●苛酷な労働はすぐに顆粒球を増やす

無理な労働がどれほど顆粒球を増やすか、ここで深夜勤務を行った看護婦さんの血液データを見てみましょう。これは福田《ふくだ》稔《みのる》先生が以前勤務していた病院で、調べたものです。

五六ページの図は、深夜勤(午前〇時〜八時三〇分)の前後に採血を行った結果です。

看護婦さんは一二人で、平均年齢は三十四・三歳でした。採血は二回、一回目は仮眠をとるために自宅に戻る夕方五時ごろ、二回目は申し送りを終えて帰宅する前の午前一〇時ごろに行いました。

福田先生によれば夜勤明けの看護婦さん

看護婦さんの深夜勤前後の白血球

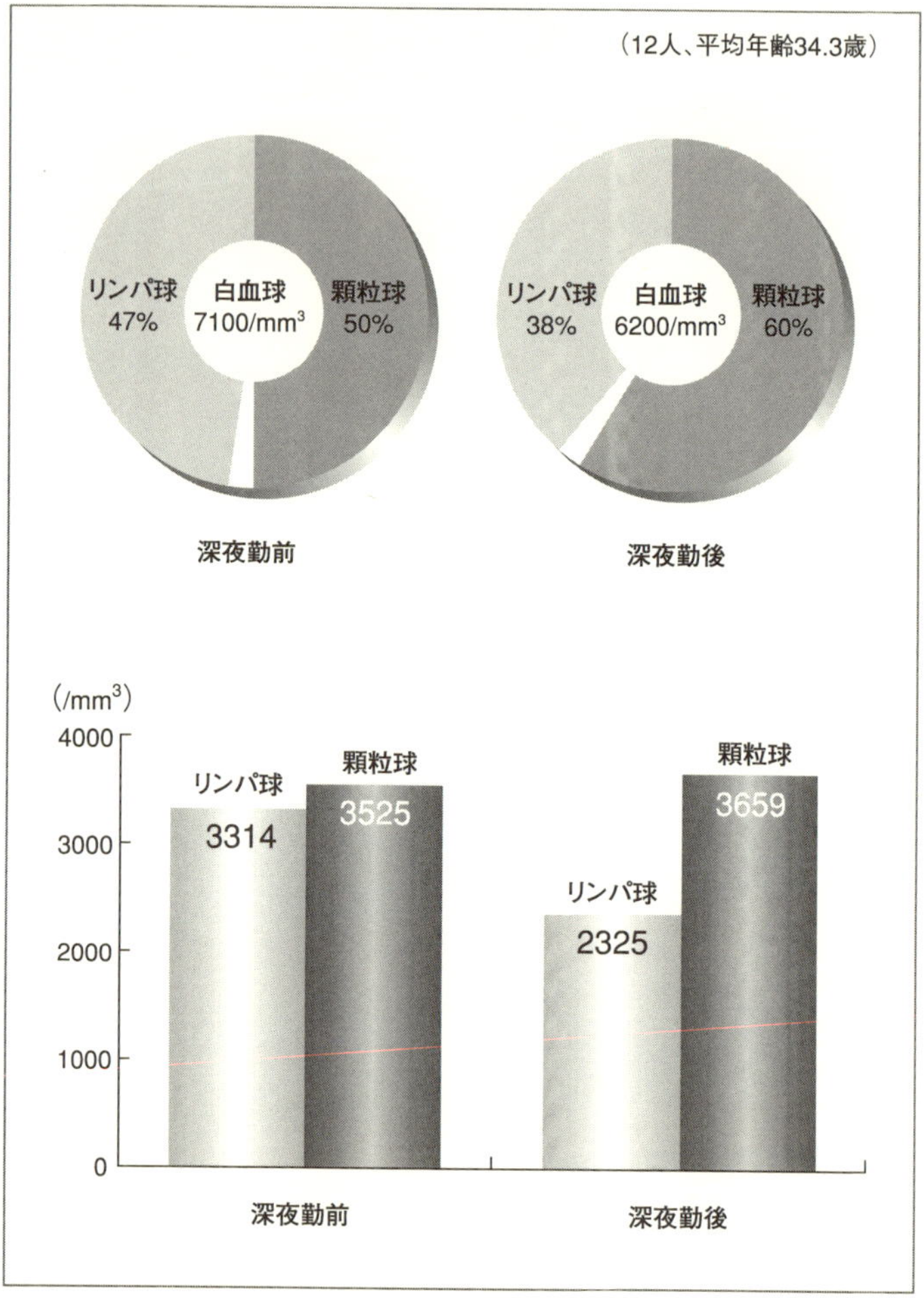

は、気の毒になるくらい憔悴《しょうすい》しており、肌はガサガサに荒れ、目の下には濃いクマができていたそうです。彼女たちの消耗《しょうもう》を反映して白血球《はっけっきゅう》の数値も変化していました。

二十歳代の人でも白血球の総数は減少しており、顆粒球の比率は約一〇％増加、リンパ球の比率は約一〇％減少していました。年代別の比率からいうと、一晩で約一〇歳老化したことに相当します。二十歳代の人は三十歳代に、三十歳代の人は四十歳代に、一晩で老け込んだということになります。働きすぎによるストレスが体に与える悪影響は、かくもはっきりと現れるのです。

●五十歳代の男性教諭の例

ここで、ある中学校の教頭職にある男性の例を紹介しましょう。仮にHさんとしておきます。五十代のHさんはもともとたいへんきまじめな性格で、人にものを頼まれたら決して断らずやりとげるタイプの人です。

三年ほど前、現在の中学校に赴任したときも、新しい環境に慣れようと必死で仕事に取り組みました。職場環境はHさんが望むような平穏なものではなく、なぜか校長先生が、ことあるごとにHさんに無理難題を言いつけます。

Hさんは書類の整理にいそしむかたわら、生徒をかわいがり、子どもたちにはたいへん人気がありました。一年半前、突然、膵臓《すいぞう》ガンとわかり、Hさんの生活は一変しました。他の中学校で教員をやっている奥さんにも相談し、休職を考えました。ところが、なんと例の校長先生から、「ちゃんと働いてくれないなら、閑職にいってもらいますよ」と言われ、Hさんはやむなく自宅通院で治療を続けています。しかし、最近では退職する方向へ気持ちが動いているそうです。

こんな職場環境はどこでもあるさ、と我慢するのはいけません。Hさんのように、悲しみと仕事のつらさで、ガンになるのです。

②心の悩み

●人間関係の悩みは長期化することが多い

心の悩みもまた交感神経の持続的な緊張を招きます。ことに人間関係にかかわる悩みは、一朝一夕に解消するのが難しく、悩みが長期化します。

たとえば夫との不和、借金苦、失業などのストレスで、「つらいな」「悲しいな」「これから先どうすればいいんだろう」などの感情が起こると、それは脳の大脳辺縁《だいのうへんえん》系《けい》という部位で感知されてから、脳の視床下部《ししょうかぶ》（自律神経・内分泌《ないぶんぴつ》機能・食欲・性欲などをコントロールする器官）へ伝えられます。ストレスの刺激は視床下部を通って、二つのルートで体に働きかけます。

一つは視床下部から脳下垂体《のうかすいたい》に至るルートで、副腎皮質《ふくじんひしつ》ホルモンの分泌を促します。また、もう一つの視床下部から自律神経に直接アクセスするルートでは、アドレナリン、ノルアドレナリンの分泌を促し、心筋《しんきん》（心臓の筋肉）に直接作用して、心臓の収縮力を高めたり、心拍数を上げたりします。

心配ごとや悩みごとで心がいつも安まらないと、そのぶん交感神経の緊張状態が続きます。そうなれば、顆粒球の増多、血流障害、組織破壊、免疫力低下という一連の現象が起こり発ガンに至ります。

●夫がストレスになり胃ガンになった女性の例

Ｓさん（五十代後半）の夫はたいへんワンマンで、いばっています。ときに気に入らないことがあると、食卓をひっくり返すこともありました。

Sさんはご主人に気をつかい、ご主人が帰ってくると玄関で三つ指をついて出迎えたそうです。

夫婦には三人の娘さんがおり、そろそろ娘さんたちが家庭をもって独立する、というあたりでSさんは胃ガンになり、発病して三年あまりで亡くなりました。

夫が食卓をひっくり返すたびに、Sさんは心を痛めてきたに違いありません。あってはならないストレスのために、Sさんは命を落としました。

急性ストレスがどのくらい体に悪い影響を与えるか、マウスの実験結果をみてください（六一ページの図参照）。

マウスを金網にはさみ、一二時間、二四時間後の肝臓にあるNK細胞（三七ページ参照）とNKT細胞（三七ページ参照）の数を調べました。ストレスを与えていないマウスに比べ、金網にはさまれたマウスではNK細胞、NKT細胞ともに明らかに減少していました。これらのリンパ球は、第1章でお話ししたガン攻撃を得意とするリンパ球で、本来は交感神経の支配を受けています。

急性ストレスとリンパ球

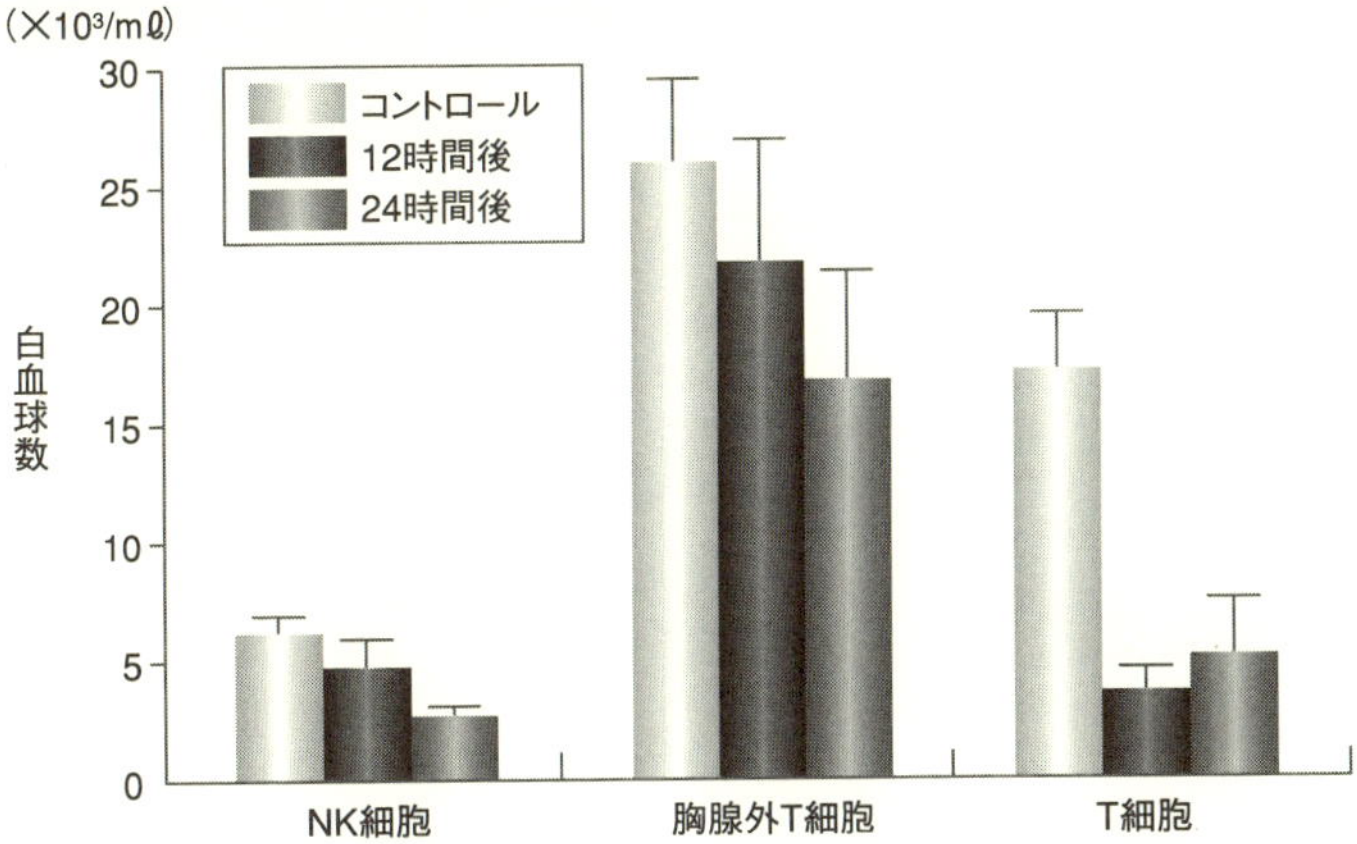

しかしストレスが極限までくると、アドレナリンの作用でさまざまな反応が生じ、最終的にリンパ球は死に至るのです。

心臓がドキドキするようなショックなこと、悲しいこと、つらいことがあったとき、人間の体の中でも同様の反応が起こっていると考えていいでしょう。

③痛み止めの連続使用

●高齢者の発ガンの大きな原因

年をとるにつれ、高齢者のかたは腰やひざの痛みを訴えるようになり、薬物を長期使用するようになります。こうした薬物への依存が、とくに高齢者の発ガン原因の八

○％と私はにらんでいます。

痛み止めの代表的な成分には、アスピリン、インドメタシン、ケトプロフェンなどがあります。これらの成分は、体内でプロスタグランジンと呼ばれる物質が作られるのをおさえる働きがあります。プロスタグランジンは知覚神経《ちかくしんけい》を過敏にして痛みを起こす作用があるので、これが減ることで痛みはやわらぎます。

ところがプロスタグランジンには交感神経の緊張をおさえる作用もあり、これが産生できないと、交感神経にブレーキがかけられなくなり、顆粒球が増え活性酸素が大量発生して組織破壊が進みます。

痛み止め（インドメタシン、アスピリン、ケトプロフェン）を投与したマウスの実験でも、骨髄《こつずい》での顆粒球産生は投与量が増加するにつれて高まっていることがわかります（六三ページの図参照）。

困ったことに痛み止めの連続投与は、交感神経緊張状態を作り出し、六四ページの表に示すようなありとあらゆる症状や新たな病気をもたらします。この新しい症状に、こんどは降圧剤《こうあつざい》（血圧を下げる薬）、睡眠薬、下剤《げざい》、胃薬、循環改善剤などが処方されます。対症療法《たいしょうりょうほう》（症状だけをとる治療）のいたちごっこは永遠に終わりません。

鎮痛剤による骨髄細胞の活性化

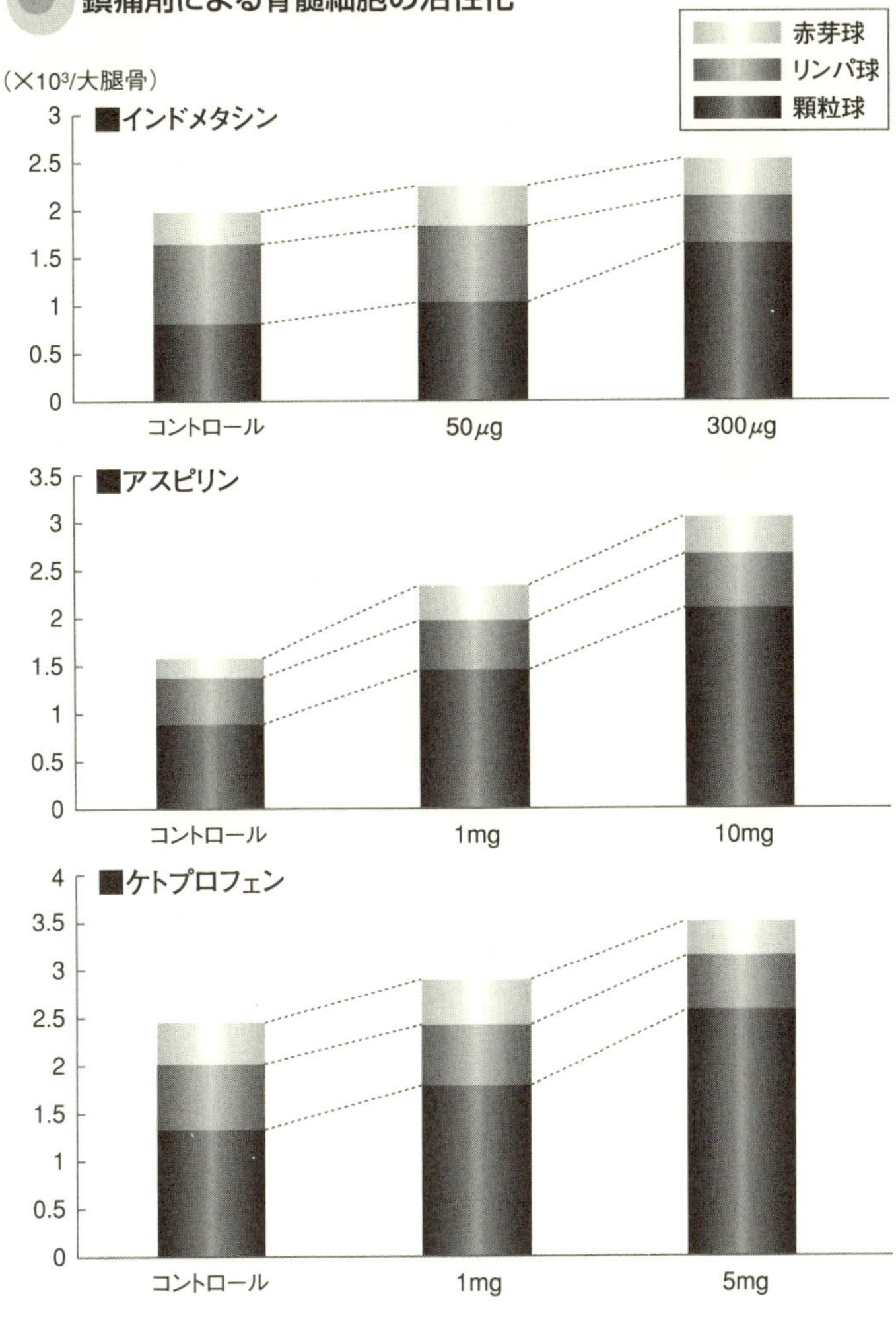

痛み止めなどの使用による交感神経緊張症状

肩こり、腰痛、不眠、食欲不振、便秘、胃炎、胃潰瘍、高血圧、痔、静脈瘤、子宮内膜症、卵管癒着、不妊、常に疲れている、全身倦怠感、歯槽膿漏、四肢の冷え、指の壊死、頻尿、口渇（唾液が粘稠）、声がすれ、頭重感、関節が重く痛い、不安、恐怖、知覚鈍麻、白内障、るい痩、発ガン、多臓器不全

患者さんが救われる唯一の方法は、すべての薬をやめることです。

ガンにならないための六箇条

●副交感神経優位の体調にする

ガンになる体調とならない体調は、たいへんわかりやすくできています。ガンにならない体調は、副交感神経が優位なので「体が温かい」「快眠快便である」「食事がおいしい」「気分がゆったりとしている」「楽しい」と感じられるときでしょう。

もちろんいつもこうはいきません。昼間の活動時は、仕事で気を張りつめることもあります。要はバランスの問題です。バリバリ仕事をするときもあれば、ゆったりくつろぐときもある。そのメリハリをもって

ガンにならないための6箇条

1. 働きすぎをやめ十分な睡眠をとる
2. 心の悩みを抱えない
3. 腸の働きを高める
4. 血行をよくする
5. 薬漬けから逃れる
6. ガン検診は受けない

いるなら大丈夫です。

いくら副交感神経優位がいいからといって、暴飲暴食、運動不足でゴロゴロしていれば、最終的に体が「こんな、だらけたのはいやだ」と反応して、心拍数を上げてエネルギーを消費しようとします。そうなると、結局、交感神経緊張状態の体調に向かうことになります。なにごともほどほどに、がガンにならない体調作りのコツです。

ガン予防を行ううえで、次の六箇条をあげておきました。

1　働きすぎをやめ十分な睡眠をとる

2　心の悩みを抱えない

3　腸の働きを高める（食物繊維、キノコ類を摂る、サプリメントに頼りすぎない）

4 血行をよくする（運動、呼吸、爪もみ、入浴、日光に適度に当たる）

5 薬漬けから逃れる

6 ガン検診は受けない

このうち、サプリメントについての注意と、ガン検診に関するお話をしておきます。他の項目に関しては、この章と第4章の「ガンを治すための四箇条」（九四ページ）を参考にしてください。

●サプリメントに頼りすぎない

最近はちょっとしたサプリメントブームです。サプリメント（栄養補助食品）とは、ビタミン、ミネラル、たんぱく質、アミノ酸などの栄養素、あるいはハーブの有効成分など、体に有用とされる食品成分を含む加工食品を指します。

種類も豊富で値段も安価なものが増えてきたせいか、「これを飲んでおけば安心」と、食事の補いにサプリメントを活用する人が多いようです。

ことに、抗酸化《こうさんか》作用のあるβ《ベータ》カロチン（体内でビタミンAに変わる物質）やＤＨＡ

（ドコサヘキサエン酸）、ＥＰＡ（エイコサペンタエン酸）には人気が集まっていますが、摂りすぎないように気をつけてください。

というのも、抗酸化作用のあるものは、過剰摂取すると体内に酸化物として停滞し、これが活性酸素を発生させるからです。排泄《はいせつ》できる量を摂るならかまいませんが、大量に摂ると必ず発ガンのリスクが上がります。

理想は食品で栄養を摂ることです。食べられる量に限界があり、過剰摂取を防ぐことができます。

●恐怖心をあおるガン検診は受けない

ガンになりたくなかったら、ガン検診を受けるのはやめましょう。こんなことを言うと、みなさんびっくりしますが、私はいくつかの理由からガン検診には反対しています。ここで、その理由をご説明しましょう。

ガン検診を勧めない理由その１　有効性に対する疑問

私がガン検診を勧めない理由の一つに、有効性に対する疑問があります。検診の推進派は、「ガン検診を行ったほうが死亡率が低い」と主張します。しかし、統計の取り方によっては、結果が逆転することもあります。

ガン検診の是非をめぐって膨大《ぼうだい》な議論が交わされる中で、検診は「有効である」という意見と「無効である」という意見は半々になっています。有効か、無効かについて議論するとき、検診擁護《ようご》派の専門家は「無効である」という論文を受理しません。

この悪条件の中でさえ海外の論文には、「ガン検診者のほうが発ガン率が高い」と言及したものがあります。もし、公平にガン検診の是非を問えば、現在ほど「有効である」という声は高くならないでしょう。

ガン検診を勧めない理由その2　ガン検診の恐怖が発ガンを促す

ガン検診に反対するもう一つの理由として、ガン検診がもたらす〝恐怖心の害〟があります。たとえば胃ガンの検査を行って、「要精密検査」という結果が戻ってきたとします。すると精密検査を受けるまでの期間に、実際にガンにかかったのと同じくらいの恐怖心を味わうことになるのです。

ガン検診で胃の異常が見つかる人というのは、もともとストレスがあって胃の粘膜《ねんまく》

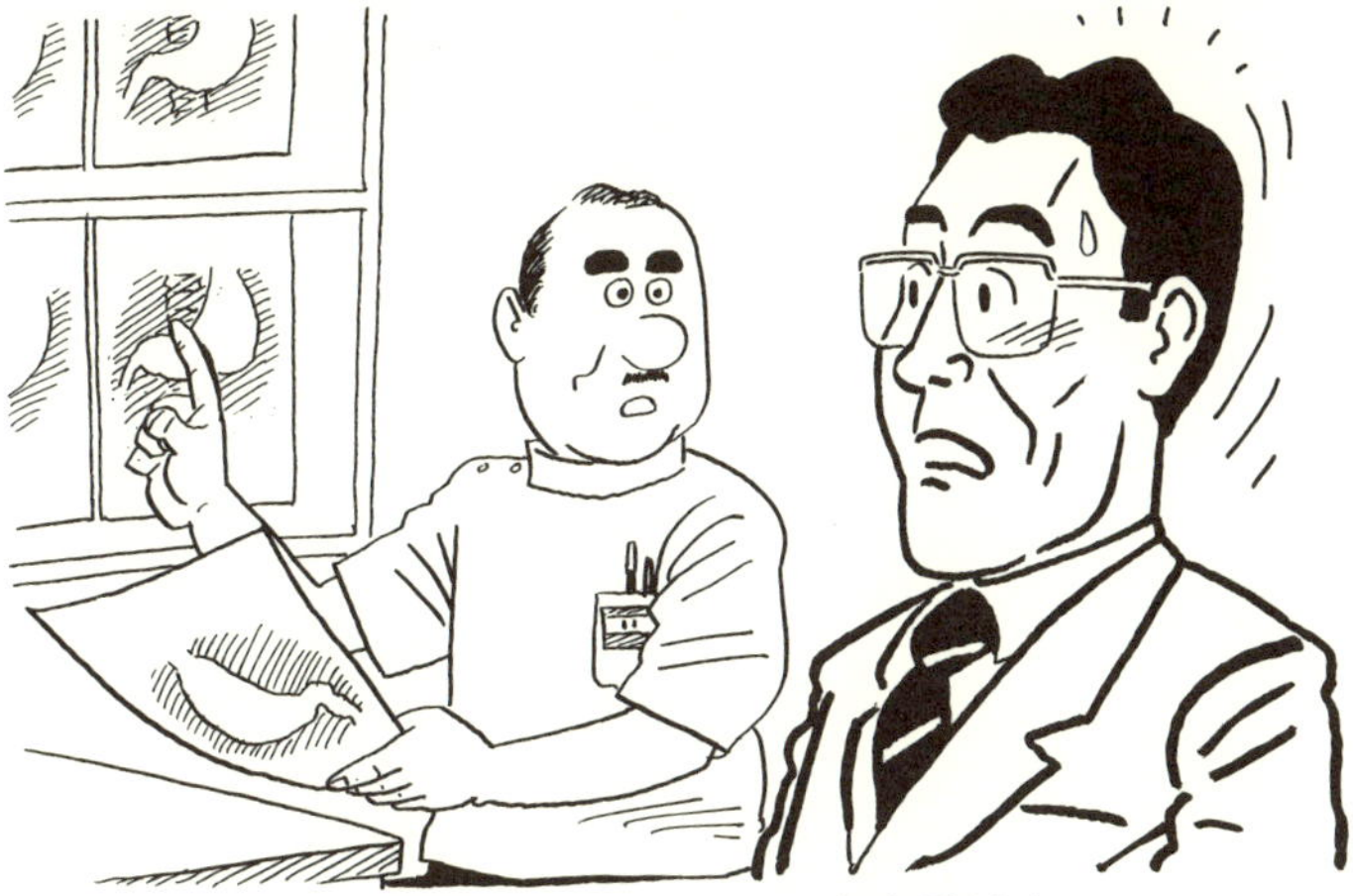

ガン検診で激しいショックを受けた

が荒れている人です。つまりすでに交感神経緊張状態にある人が、さらなる恐怖を味わうことになり、これがかえって発ガンを招きます。

当の私も四十歳のときに胃ガン検診で、「要精密検査」と言われたときは、激しいショックを受けました。

これといった自覚症状はありませんでしたが、検査結果はなぜか「胃ガンの疑い。要精密検査」で、三週間後に再検査を行うことになりました。

この三週間が地獄の日々でした。別に胃ガンと決まったわけではないのに、頭の中は「もし、胃ガンだったらどうしよう」という不安と恐怖に占領されてしまいました。家族には心配をかけまいと検査結果は秘密にしていましたから、ただ一人で悶々《もんもん》としていました。食欲は失せ、食事はまったく受けつけなくなってしまいました。

一週間くらいすると、あまりのつらさに耐えられなくなってきました。そこで知人の消化器内科の医師に電話で事情を話し、あと二週間も検査を待つのはつらいから、診《み》てくれないかと泣きついたのです。

すると彼はこう言いました。

「そんなこと全然、心配ないですよ。ガン検診なんか、実際に見つかる人の二〇倍も引っかけているんです。検診でガンが見つかるなんて人、まずいないんですから。安保先生、大丈夫ですよ」と、まったく取り合ってくれないのです。

これで私は結果を早く知る術《すべ》がなくなり、しかたなく内視鏡《ないしきょう》の検査の日を待つことにしました。仕事はまるで手につかず、食欲もゼロになりました。そのため三週間で、なんと八kgもやせてしまったのです。鏡に映る顔は骨と皮になって、やつれ果てていました。

いよいよ運命の日が来ました。内視鏡の医師は私の胃をのぞいて、「ずいぶん胃が荒れてますね。よくこれでごはんを食べられましたね」とびっくりしています。私が、

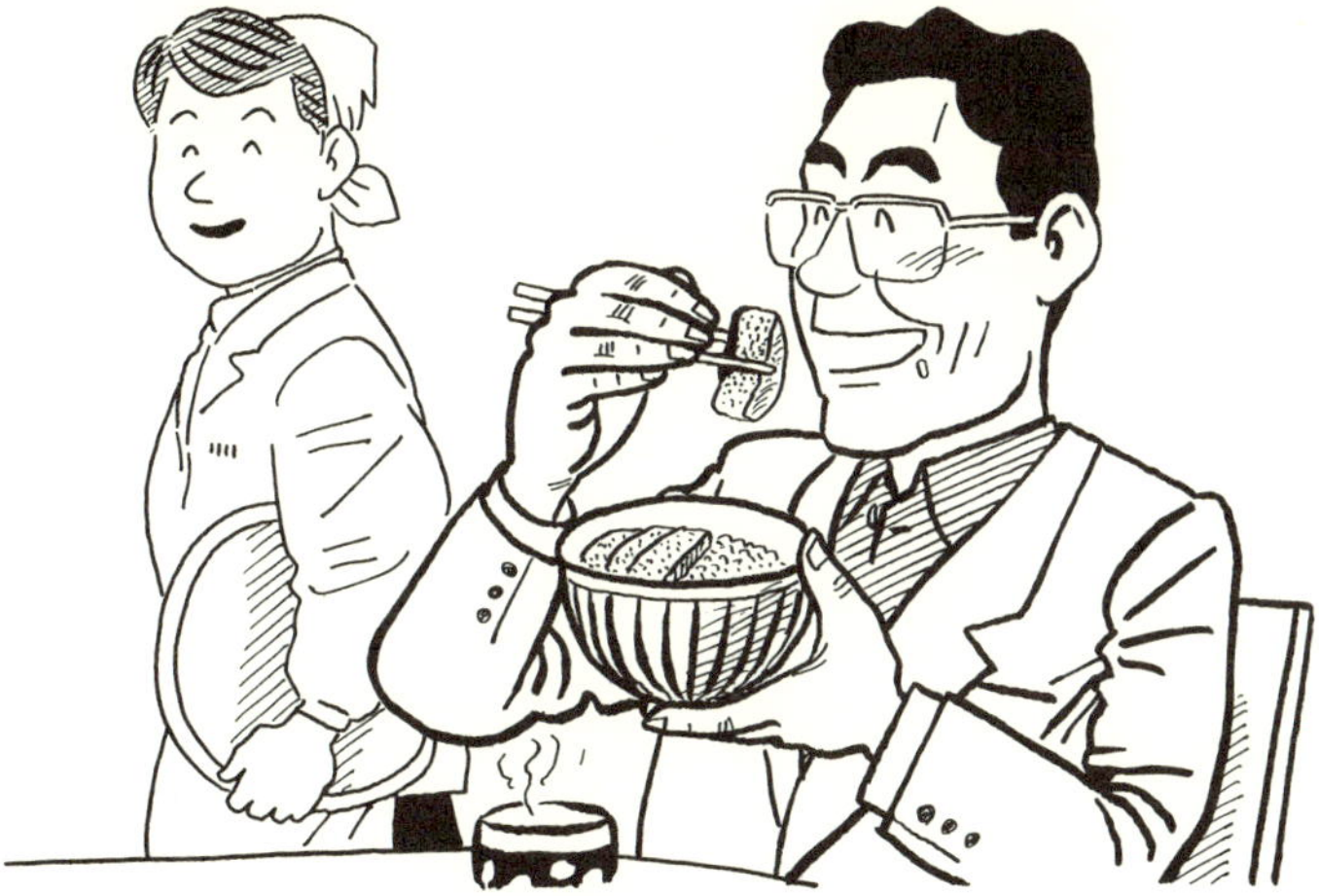

「カツ丼大盛り！」

「いや、全然食べられませんでした」と言うと、「胃の粘膜全体がただれていますが、ガンはありませんよ」と教えてくれました。

ガンじゃない！　やった！　安心したとたん、急におなかが減って我慢できなくなりました。私はガン検診センターから出ると、目に入った食堂に飛び込んでカツ丼を注文し、大盛りをぺろりとたいらげました。そのときのカツ丼のおいしかったこと！

今なら、私がなぜガン検診で引っかかったのか、すぐにわかります。ガン検診を受けたちょうどそのころ、私は教授選の結果待ちで、気持ちの落ち着かない日々を送っていたのです。そのストレスで交感神経が緊張し、顆粒球が増えて胃の粘膜が荒れたのでしょう。

しかし、当時はそんなことは思いもつきません。「ガンだったらどうしよう……」と思い詰めるばかりでした。この恐怖感が、さらに交感神経の緊張を招いたのはいうまでもありません。消化管の活動は副交感神経が支配していますから、当然、ストレス漬けでは食欲もなくなります。

あともう少し検査待ちしていたなら、私は本物のガンになっていたかもしれません。そのくらい恐怖心というのは、人間を追い込み、体を根こそぎ破壊する威力があります。

もし四十歳のとき、現在のように自律神経と白血球のかかわりを知っていたなら、まったく対応は違っていたと思います。自分がなぜガン検診で引っかかったのか、すぐに納得できるからです。

「ガンの疑い」と言われたら、「これは教授選のことがストレスになって、胃を傷めたんだな」と気づき、心配しなかったでしょう。また、もし「胃ガン」と言われても、「まっ、治るからいいや」と思って、すぐに治癒《ちゆ》の世界に入っていけたと思います。

私の体験は特殊なものではありません。「ガンの疑い。要精密検査」の恐怖は、誰もが経験するものです。

ガン検診を勧めない理由その3　自己検診のほうが大切

私は早期発見がいけない、と言っているのではありません。自分がガンにかかったことを、早くに知るのはとてもいいことです。なぜなら、それをきっかけに生活の見直しを行い、副交感神経を刺激する生活を送り、ガンを早めに治すことができるからです。

ガン検診で熱心にガンを探すより、ふだんの生活の中で体調をチェックするほうが大切です。

たとえば体調に関しては、こんな点はありませんか？

□顔色が悪い
□疲れやすい
□食欲がない
□眠れない

こんな自覚症状があったら、次のように生活を振り返ってみます。

□働きすぎていないか？
□悩みごとに押しつぶされそうになっていないか？
□特定の薬を飲み続けていないか？
□暴飲暴食が続いていないか？

そして、思い当たることがあれば、それを取り除いて一〇日間ほど様子を見ます。それでも、なんとなく体調が回復しない、となったら検査を受けるといいでしょう。

読者のみなさんの中には、「そんな悠長なことをしていたら、ガンが進行してしまう」「ガンを見逃してしまう」「手遅れになってしまう」と、心配する人がいます。

しかし、その心配はありません。今あげた体調チェックと生活の見直しを合わせて行えば、ガンにかかっていたとしても早期に見つけることができます。ガンが進行するのは、体調が悪いのに無理を続けるからです。具合が悪いと自覚していて、それなりの養生《ようじょう》をするならガンは進行しません。

しばしばガンは進行するまで無症状だと言われますが、これは間違いです。ガンになる体調のときは、あるサインが出るのです。

患者さんにガンにかかる前の体調について聞くと、大半の人が「カゼに似た熱が何度か出た」「微熱があって、体がだるいことがあった」と答えます。これは「傍腫瘍《ぼうしゅよう》症候群《しょうこうぐん》」（一〇九ページ参照）と呼ばれる現象です。体の中で異常な自己細胞ができると、リンパ球はこれを攻撃します。そのときに出る熱です。つまり本格的なガンになる前に、リンパ球は何度もガンを殺しているのです。

微熱が出てだるいのに、無理をして仕事を続けていれば、またぞろガンは息を吹き返して、やがて本格的なガンになっていきます。早期に発見するチャンスを逸してしまうのは、体調を無視してしまうからです。体の声に耳を澄ませば、ガン検診に頼らずとも、ガンは早期に発見できます。

女性の場合は、乳ガンの自己検診を行うのはいいことだと思います。ただし、これもあまり神経質にならないようにしましょう。

「健康診断を受けないと気がすまない」という人は、血圧や血糖値、肝機能値、白血球の総数、顆粒球とリンパ球の割合など、結果を聞いたとき自分の気持ちで処理できる範囲でチェックを受けるといいでしょう。ことに白血球のバランスを調べることは、自分の体調をつかむための格好の材料となるでしょう。

白血球の総数はその人の活動量に比例し、活発な人ほど数が増えます。カゼをひいたり、けがもしていないのに白血球の総数が一万個／㎣（理想値は五〇〇〇〜八〇〇〇個／㎣）以上ある場合は、一日のエネルギー消費が高すぎる人、つまり働きすぎの人です。このような人は交感神経の緊張が相応に持続しており、ガンを呼び込む体調になっているので、一日の仕事量を減らす必要があります。

このようにガン検診を受けなくても、簡単な自己検診で体調の管理やガン予防はできるのです。これこそが望ましい早期発見、早期治療のあり方ではないでしょうか。

第3章

誤った治療が
ガンの治癒をはばむ

抗ガン剤治療、放射線治療、手術は受けてはいけない

●「ガンの三大療法」がガンの治癒をはばむ

一般的なガン治療には、手術療法・抗ガン剤治療（化学療法）・放射線治療があります。これらはガンを狙い撃ちして排除することから「ガンの局所療法《きょくしょりょうほう》」とも呼ばれています。手術療法は、ガンを手術で除去します。抗ガン剤治療では、毒性の強い薬物を投与してガンを殺します。放射線治療は、放射線を病巣《びょうそう》に照射《しょうしゃ》してガンを殺します。

どの治療法を選ぶかは、ガンの進行状態やガンの種類、患者さんの病状によって異なります。ガンが早期でまだ他の臓器への転移《てんい》がない場合は、圧倒的多数の医師が手術を勧めるでしょう。早期を過ぎていて転移が認められる場合は、手術に抗ガン剤治療か放射線を組み合わせるか、抗ガン剤治療と放射線治療で対応することもあります。

白血病《はっけつびょう》や脳腫瘍《のうしゅよう》など、ガンが発生した臓器によっては、手術ができないケースもあります。その場合は、抗ガン剤治療と放射線治療が行われます。いずれの方法を選

ぶにせよ治療の目的はガンを徹底的にたたいて、ガンを小さくするか、息の根を止めることにあります。

医学の進歩に伴い「ガンの三大療法」と呼ばれるこれらの治療法は、その目的を達成しつつあるような印象を私たちに与えます。しかし、残念ながらこれらの治療法こそがリンパ球（体を病気から守る血液中の成分）を破壊し、生体に消耗《しょうもう》をもたらしてガンの治癒《ちゆ》をはばむ最大の原因になっています。

たとえば抗ガン剤治療を一クール行ったとします。あっという間に胸腺《きょうせん》（リンパ球のうちのＴ細胞を成熟させる器官）が縮まって末梢《まっしょう》血中のＴ細胞、Ｂ細胞が減少し、次いでＮＫ細胞や胸腺外分化Ｔ細胞が減少します（三七ページ参照）。はじめの一クールで、リンパ球の数は激減するのです。

二〜三クール目以降は、骨髄抑制《こつずいよくせい》（骨髄の血液細胞を作る働きが低下すること）が起こり、赤血球《せっけっきゅう》、血小板《けっしょうばん》が減少して貧血になり、最後は顆粒球《かりゅうきゅう》、マクロファージ（一九ページ参照）が減って、普通なら防御できる感染症《かんせんしょう》にかかるようになります。

放射線治療でも、同様の経過をたどります。放射線は組織への破壊力が非常に強いため、わずかに放射線を照射しただけで、胸腺は一瞬のうちに縮んでしまうのです。

免疫《めんえき》（病気に抵抗する働き）を研究してきた立場からみなさんに言えることは、抗ガン剤治療、放射線治療は絶対に受けるべきではないということです。手術もできるなら避け、どうしても必要なら局所に限るべきだと思います。次に個々の治療法の問題点を、もう少し詳しくご説明していきましょう。

①抗ガン剤治療

●抗ガン剤は「発ガン剤」

抗ガン剤はガン細胞に対する作用の違いによって、いくつかの種類があります。作用の違う複数の薬を組み合わせると殺傷力も強まり、ガン細胞を確実に殺すことができます。しかし、この薬が恐ろしいのは、ガン細胞だけでなく正常細胞も区別せずに殺してしまうことです。

もともとガン細胞は自分の体の中から生まれたものなので、正常な細胞とあまり構造が変わりません。抗ガン剤はガン細胞のように、増殖スピードが速い細胞を殺傷するように作られているため、正常細胞であっても細胞分裂が活発なものは、ガン細胞と同じように殺されてしまうのです。

骨髄で作られる血液細胞、消化器の細胞、毛根《もうこん》細胞など増殖が活発な細胞は、抗ガン剤の格好のターゲットになります。これらの細胞が破壊されると、白血球《はっけっきゅう》の減少、血小板の減少、貧血、不整脈、黄疸《おうだん》、吐き気、嘔吐《おうと》、食欲不振、脱毛、末梢《まっしょう》神経障害、倦怠感《けんたいかん》、出血すると血が止まりにくい、心筋《しんきん》障害、呼吸困難、間質性肺炎《かんしつせいはいえん》、肝機能障害、腎機能障害、膀胱炎《ぼうこうえん》、骨《こつ》粗鬆症《そしょうしょう》などさまざまな副作用が起こります（抗ガン剤の副作用については『今日の治療薬』（南江堂）などに詳しく紹介されています）。

副作用で深刻なのは、免疫力（病気に抵抗する力）の低下です。

骨髄にある造血幹《ぞうけつかん》細胞（血小板、赤血球、マクロファージなど各種血液細胞の源となる細胞）が障害を受けると、白血球、赤血球、血小板などの血液細胞が作られにくくなります。そもそもガンは、交感神経《こうかんしんけい》の緊張によって生じる病気でリンパ球が減少しています。そこへ抗ガン剤を使えば、リンパ球はますます減ってしまうのです。抗ガン剤治療によってリンパ球数が、三〇〇～五〇〇個／㎣まで減少する人は珍しくありません。

リンパ球が減少すると、それに伴ってプロスタグランジンというホルモンが産生されなくなります。プロスタグランジンは交感神経の緊張をおさえる働きがあり、これが産生できなくなると、交感神経の緊張にブレーキがきかなくなります。その結果、顆粒球《かりゅうきゅう》はますます増え、活性酸素《かっせいさんそ》（強力な酸化作用を持つ物質）が大量に放出されて、組織は広範囲に破壊されていくのです。

交感神経が緊張した状態では細胞の分泌《ぶんぴつ》・排泄《はいせつ》の働きが低下するため、ガン細胞を攻撃するNK細胞はパーフォリン（三八ページ参照）を分泌できず役に立ちません。たとえガンが縮小したり消失しても、このように免疫力が低下した状態では、一～二年後に再発する可能性が高くなります。ガンが息を吹き返したときに、生体側はほとんど反撃できないというわけです。

●「五年生存率」の実態

抗ガン剤の有効性を判定する物差しの一つに、「五年生存率」があります。ガンの治療を始めてから、五年間生き延びた患者さんの割合を示す数値です。医師から「この薬なら、五年生存率は高いですよ」と言われても安心できません。なぜならそれは、毎日をはつらつと生きる五年間ではなく、再発に苦しんだり、抗ガン剤による副作用で体調をくずし、つらい思いを味わう五年間にすぎないからです。

「抗ガン剤は有効です」と言われたときの〝有効〟の真の意味は、ガンが縮小または消失することを言っているのであって、患者さんが平穏に寿命をまっとうするという意味ではありません。ガンが小さくなって治療は成功した。しかし患者さんは助からない——それが抗ガン剤治療の現実です。世の中の実に多くの人が、抗ガン剤の作用を錯覚しています。みなさんが副作用と思っているものこそが抗ガン剤の主作用であり、ガンが小さくなるのは副作用なのです。

もし医師から「副作用はありますが、受ける価値のある治療ですよ」「治療が終われば、体調はよくなります。心配ないですよ」「副作用を軽くする薬剤があるので大丈夫」と言われても、真《ま》に受けてはいけません。きっぱりと断りましょう。

●三〇年前の研修医時代の体験

抗ガン剤治療の悲惨な状況については、研修医時代の私の経験もお話ししておかなければなりません。

二十五歳だった私は、青森の病院で内科の研修医として働いていました。この病院にはガンの患者さんが多く、私は二年間で一五人の肺ガンの患者さんを受け持ちました。そのころの診断技術では肺ガンはなかなか発見できず、ガンが見つかったときには、かなり進行しているというケースがほとんどでした。

当時のガン治療は、何種類かの抗ガン剤を組み合わせて用いる抗ガン剤治療が主流になっていました。薬を投与するとガンはみごとに小さくなり、肉眼では見えなくなります。劇的な縮小を目の当たりにすると、医師も「これで治せる」という期待感が高まり、抗ガン剤を多用するようになります。私も先輩医師の治療を踏襲《とうしゅう》し、抗ガン剤治療を行っていました。

治療を開始してほどなくガンはあっけなく小さくなり、患者さんは退院していきます。ところが、半年か一年で必ず再発して戻ってくるのです。再入院のときには体がすっかり弱り切って、抗ガン剤を使うどころではなく、栄養点滴などでしのいでいるうちに二〜三ヵ月後には亡くなってしまいます。

抗ガン剤治療に限界を感じた私は、途中から放射線療法を単独で試みました。しかし結果は同じです。免疫の主役となるリンパ球がほとんどなくなり、結局、助かる人はいなかったのです。

患者さんは全員男性で、働き盛りの四十〜五十代の人たちばかりでした。若い患者さんは、亡くなる間際まで意識がはっきりしています。ある日、四十代の末期ガンの男性が、紙と鉛筆が欲しいと身ぶりで伝えてきました。その患者さんは呼吸困難になっていたために気管《きかん》（口から肺までの空気の通り道）を切開しており、言葉を話せなかったのです。

私が何を書くのかなと見ていると、患者さんは小さな紙片に弱々しく鉛筆を走らせ、それを私の手に握らせました。紙には、漢字でこう書かれていました。

「佐良奈良」

それが「さよなら」とわかったとき、私は一言も発することができませんでした。間もなくその男性は亡くなりました。

二年の間に、私は一五人の患者さんの最期《さいご》に立ち会いました。患者さんは、一人残らず亡くなってしまったのです。全員が亡くなるということは、これはもうガンを治していないということを意味していました。

それから三〇年がたった今日、抗ガン剤治療の現状は変わっていません。この治療は絶対に受けてはいけないのです。

②放射線治療

●局所への照射でも全身がダメージを受ける

医師の中には、「最近の放射線治療の精度は格段に上がり、体へのダメージが少なくなった」と言う人がいます。ガンの病巣《びょうそう》だけを狙い撃ちして、ピンポイントで放射線を照射すれば、人体への安全性は高いというわけです。これは、主に放射線治療を専門に行っている医師の発言です。

結論からいえば、どんなに局所を狙って放射線を照射しても、その害は全身に及びます。実際、肺ガンの治療で放射線を肺のごく限られた範囲に照射しても、骨髄の働きがおさえられリンパ球が減少し始めます。

なぜこんなことが起こるのでしょう？

これは「クラッシュ・シンドローム」（破壊症候群）と呼ばれている現象です。交通事故や大やけどを負って大量に体の組織が破壊されると、交感神経が緊張して顆粒球が増え、組織破壊が拡大して激しいショック状態に陥《おちい》ります。この一連の流れを、クラッシュ・シンドロームといいます。放射線治療でも、同じ反応が起こります。

放射線治療では、ガンが縮小するまで徹底的に放射線を照射します。私たちの体を構成する細胞は、細胞膜《さいぼうまく》に包まれているときは安全な存在なのですが、放射線で細胞膜が破壊され、細胞の内容物が流れ出すと一転して危険物に変化します。

というのも、細胞の内容物はきわめて酸化力が強いために、周囲の組織を次々に酸化して破壊してしまうからです。その結果、患部から遠く離れた細胞まで壊死《えし》（組織が破壊されて死ぬこと）してしまいます。これがクラッシュ・シンドロームです。

こうして組織破壊が広範囲に進むと交感神経の緊張は極限に達し、リンパ球は激減して免疫力が低下します。ガンが再発したとき、ガン細胞を攻撃する術《すべ》がなくなってしまいます。

副作用は各臓器にも及び、全身倦怠、粘膜《ねんまく》のただれ、貧血、吐き気、皮膚の潰瘍《かいよう》、末梢神経障害、循環器障害など、さまざまな障害が現れます。「放射線治療は抗ガン剤や手術より、体へのダメージが少ない」と言う医師もいますが、患者さんの消耗を目の当たりにすれば、この意見にはとうてい賛成できません。私は放射線治療は受けるべきでないと考えています。

③手術

●原則的には手術は無用

手術は、原則的にしないほうがいいと思います。私が手術を勧めないのは、次のようないくつかの理由があります。

〈手術でガン細胞が散らばることもある〉

手術は万能ではありません。メスで取れる範囲には限界があり、切除できるのは目に見えるガン病巣だけです。他の組織に転移したガンは肉眼で見えないため、取り残してしまうことがあります。加えて手術によって、他の組織にガン細胞が散ってしまう恐れも残されています。

〈術後の後遺症がつらい〉

術後に起こる後遺症も、患者さんを悩ませます。そもそも人の体の組織で、取っていいむだな部分はありません。たとえ一部でも臓器を切除すると、働きが低下してさまざまな合併症《がっぺいしょう》が生じるようになります。

たとえば胃の切除手術を例にあげましょう。第1章でお話ししたように、副交感神経は首から出て、骨盤《こつばん》付近までの内臓の働きを支配しています。胃を切除すると、胃の粘膜《ねんまく》を取り囲む迷走神経《めいそうしんけい》（副交感神経）が切られてしまい、胃に分布する副交感神経は首から上、つまり脳との連絡を断たれてしまうのです。

その結果、胃はもっぱら交感神経の支配下におかれます。そうなると胃の消化能力が落ちるだけでなく、胃の粘膜にくっついている顆粒球が急激に増えて、胃潰瘍などの炎症《えんしょう》を引き起こすようになります。こうした障害は、切除範囲が広くなるほど重くなります。

胃の切除後に起こりやすい後遺症に、血糖が激しく変動する「後期ダンピング症候群」があります。胃の幽門部《ゆうもんぶ》（胃の末端部）は十二指腸に食物を送り込む役目があります。この部分を切除すると、小腸の栄養吸収が早まり、血糖値（血液中の糖分の量）が急上昇します。

体は血糖の上昇をおさえるために、糖を処理するインスリンというホルモンを大量に分泌します。すると今度は血糖値が急降下して低血糖を起こし、倦怠感、めまい、脱力感などが突発します。その他、下痢《げり》や吐き気、胸やけなどさまざまな不快症状が生じるようになります。

また、術後、胃酸の分泌が減るために、牛乳に含まれる乳糖《にゅうとう》が分解できなくなる「乳糖不耐症《ふたいしょう》」という後遺症も起こります。牛乳を飲むとおなかがゴロゴロしたり、吐き気や下痢を催すようになるため、患者さんは牛乳を飲めなくなります。

牛乳はカルシウムの宝庫であり、乳糖は骨にカルシウムを定着させる働きをしています。牛乳を飲まなくなることで骨がもろくなり、骨粗鬆症《こつそしょうしょう》や腰痛、骨折、虫歯などが高率で発症するようになります。

これらのことを考えると、「悪いところは手術で取る」という、ガン治療家の意見には賛成できないのです。もちろん病状によっては手術が必要なこともあるでしょう。ガンの病巣が大きくなりすぎて、周囲の神経や血管を強く圧迫し苦痛があるときや、ガンが内臓の壁を突き破る恐れがあるときは、手術を受けてください。その場合、次の点に注意しましょう。

〈大手術は受けない〉

言うまでもありませんが、臓器を大きく切り取ってしまえば、臓器の働きも悪くなりＱＯＬ（生活の質）が低下します。臓器を広範囲に切除する手術や、全摘出手術は絶対に受けてはいけません。

臓器にメスを入れることは体にとって大きなストレスとなり、顆粒球の増多を招き活性酸素が大量発生します。これによって組織破壊が進み、放射線治療のところでお話ししたクラッシュ・シンドローム（八六ページ参照）が誘発されるのです。

大手術後、患者さんがげっそりとやつれ果ててしまうのは、クラッシュ・シンドロームが起こっているからです。無理やりガンを切除するより、手術をせずに体力を温存し、免疫力を維持するほうがはるかに賢明です。

〈リンパ節の郭清は避ける〉

手術を最小限にとどめるためには、「リンパ節の郭清《かくせい》」も避けます。リンパ節は体液を循環させているリンパ管の合流箇所に当たり、外敵の侵入をチェックする関所のようなものです。

マクロファージやリンパ球はこのリンパ節で待機しており、侵入してきた異物を捕らえ、病原体などが全身に散らばらないように防御しています。よく「リンパ腺《せん》が腫《は》れる」と言いますが、これはリンパ節でリンパ球が細菌やウイルスと闘っているために起こる炎症です。

血管の中を血液が流れるように、リンパ管の中にはリンパ液（体液）が流れています。ガン細胞は血液かリンパ液に乗って、他の臓器へ転移します。外科治療ではガンの転移ルートを分断する目的で、ガンに冒された病巣周辺のリンパ節を根こそぎ切除します。これを「リンパ節の郭清」といいます。

リンパ節の郭清を行うと、周囲の血管やリンパ管がメスによって傷つくために、血液や体液の循環が悪くなります。全身で血流障害が起こり、手足は丸太のようにむくんで歩行困難などになり生活に支障をきたします。生体防衛の関所を破壊するわけですから、免疫力も低下し再発も起こりやすくなるのです。

これまでガン治療の常識と言われてきたものは、ガンの治癒をはばむ誤った治療です。ガンを自然治癒させるには、これら〝百害あって一利なし〟の治療を受けないことが大前提になります。あわせて第4章で紹介する「ガンを治すための四箇条」を実践しましょう。

第4章

ガンだとわかったら まず生活を見直す

ガンとわかったら実践すべき四箇条

●生活を変えて交感神経緊張状態から抜け出す

ガンはその人の生活のあり方と密接にかかわって発症します。過労や睡眠不足、心の悩みが交感神経《こうかんしんけい》（二二ページ参照）の緊張を招き、顆粒球《かりゅうきゅう》（二六ページ参照）を増やし、活性酸素《かっせいさんそ》を大量に発生させ、ドミノ倒しのように次々に組織を破壊してガンの芽を育てていきます。

そこでガンとわかったら、交感神経緊張状態からすみやかに脱出しなくてはなりません。

そのためには、次の四箇条（九五ページの表参照）を実践しましょう。

①これまでの生活パターンを見直し、働く時間を減らして睡眠時間を増やし、心の悩みを取り除くこと

②ガンの恐怖から逃れること

③現代医学の誤った治療を受けないこと

ガンとわかったら実施すべき4箇条

1. 生活パターンを見直す
2. ガンの恐怖から逃れる
3. 消耗する治療は受けない、続けない
4. 副交感神経を優位にして免疫力を高める

④副交感神経《ふくこうかんしんけい》を刺激し免疫力《めんえきりょく》（病気に抵抗する力）を上げる工夫をすること

こうして生活を変えていくと、交感神経の緊張がおさまって顆粒球の増加がおさえられ、活性酸素の大量発生にブレーキをかけることができます。同時に副交感神経が優位になってリンパ球が増え、血流が回復して免疫力が上がり、ガンは自然退縮《たいしゅく》に向かいます。

ガンになると病院や医師とのつきあいも始まり、すぐさま治療（手術、抗ガン剤治療、放射線治療）の選択を迫られることになります。この章ではこれらの誤った治療からいかに逃れるか、という点についても具体的にアドバイスしましょう。

1　生活パターンを見直す

●働きすぎをやめて仕事をセーブする

「働きすぎがガンを引き起こします。体に無理がかからないように、仕事をセーブしましょう」とアドバイスしたとき、ガンになっていない人とガンになっている人とでは対処が異なるでしょう。

ガンになっていない人の多くは、「そうはいってても仕事は忙しいし、残業だってやらなきゃ。そうそう休めませんよ」と言うかもしれません。ガンはまだ対岸の火事で、生活を振り返る気になれないのでしょう。

では、ガンになっている人が同じように考え、働きすぎを改めなければどうなるのでしょうか?　交感神経の緊張はさらに高まり、リンパ球は減り続けて免疫力が低下し、ガンは勢力を拡げていきます。

働きすぎを改めるのは、こうしたガンのしくみを理解するほかありません。それ以外に、働きすぎにストップをかける方法はないのです。自分の命と仕事を天秤《てんびん》にかければ、おのずと答えは見え、強い力で自分の生活を見直すことができるでしょう。

では、いったいどのくらい仕事を減らせばいいでしょうか？

働く時間について、「一日、何時間以内にしましょう」などのアドバイスを、通り一遍《いっぺん》に押しつけてもあまり意味がありません。患者さん本人が、どの程度仕事をセーブすれば楽になるか、自分の体に尋ねてみることが大切です。

顔色が悪く、食欲もない、疲れやすい、だるい……。こんな症状があれば、これが解消するように勤務時間を減らし、たっぷり睡眠をとることです。体調がよくなるまで思い切って休暇を取り、趣味に没頭するのもいいことです。

「私の趣味は仕事だ！」という人は、休むことでイライラが募《つの》るかもしれません。そんなとき、「あっ、このイライラがガンを呼んだんだな」と思い出しましょう。体の声に耳を傾ければ、体は〝ガンが治る〟という形で、必ず答えを返してくれます。焦らずにゆっくり休養してください。

●心の悩みをできるだけ取り除く

悩みごとや心配ごとのない人など、まずいないでしょう。程度の差こそあれ、誰でも仕事や職場の人間関係、家庭内の葛藤《かっとう》などで、ストレスを感じながら生きています。

ですから、私が「悩みを抱えないようにしましょう」とアドバイスすると、みなさん「そんなの無理です。解決できません」とおっしゃいます。たしかに悩みごとの中には、すぐに解決できるものもあれば、なかなか解決の糸口が見つからないというものもあります。

リストラの不安、夫婦の不仲、子どもの不登校、家族の病気、経済苦……。そもそも一朝一夕で解決しない悩みを一年、二年と抱え、交感神経の緊張が年単位で続いてガンになったのですから、「悩みを減らそう」というのは無理難題に違いありません。

しかし悩みごとは、一〇〇％除けなくてもいいのです。ガンが起こるしくみを知って、「私はこの悩みのせいでガンになったんだ」と気づくことで、心の緊張に歯止めをかけることができるからです。

たとえば夫婦仲が悪いために、いつもストレスで体調がすぐれない人が、ガンにかかったら、「ああ、自分は夫ともうまくいかないうえに、ガンにまでなった！　なんて運が悪いんだろう。なぜ私だけがこんな不幸な目にあうんだろう」と、悲しみのどん底に突き落とされます。ガンに対する恐怖も高まり、パニックになってしまうでしょ

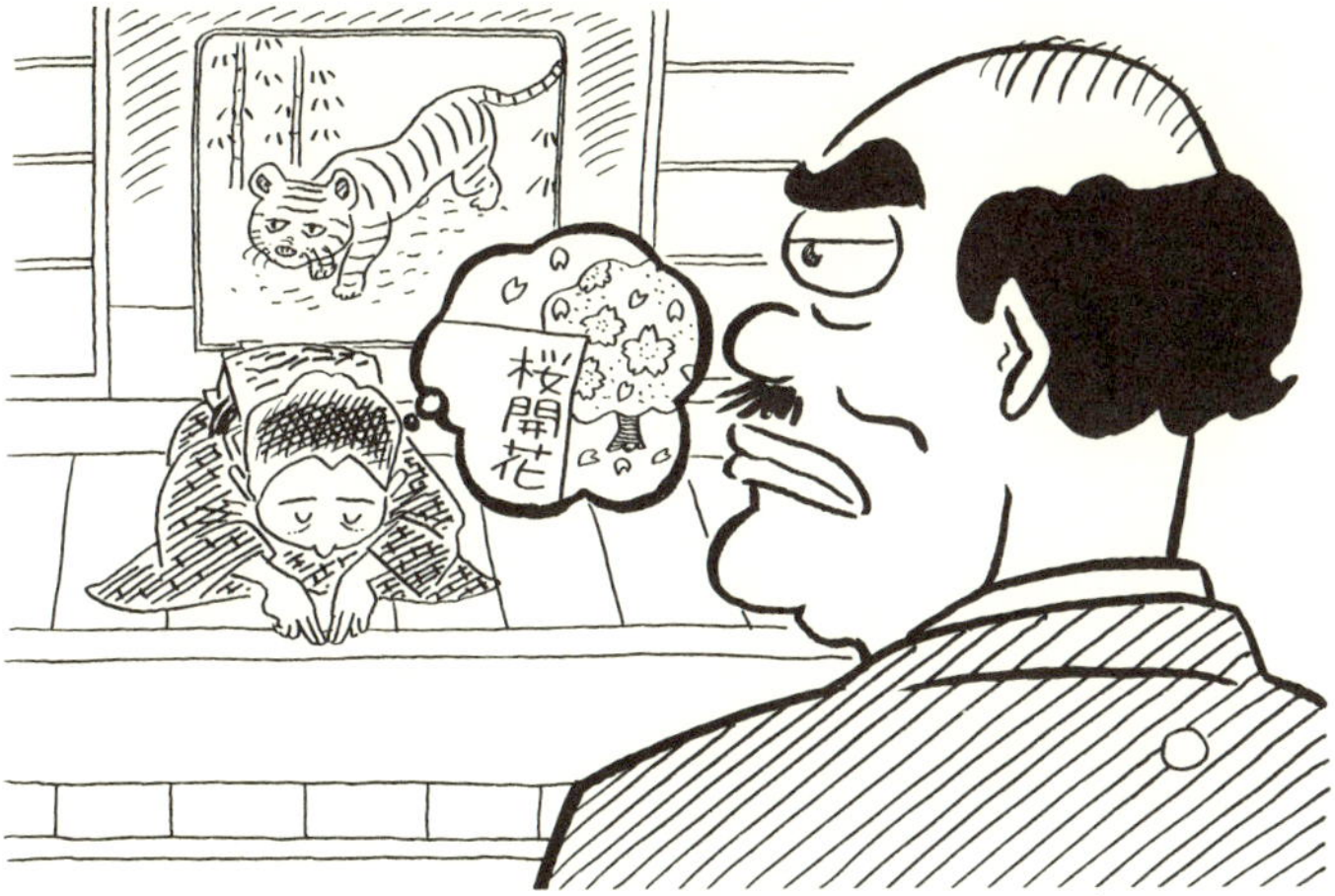

気の持ちようでストレスの程度はまったく違う

う。これがまた、交感神経の緊張を上乗せしてしまうのです。

　しかしこのとき、「自分の苦しみや悲しみがガンを生んだのだ」「心の悩みからガンになったのだ」と気づけば、同じ環境でも悩み方が変わります。悩めば悩むほどガンが悪くなると思えば、何か一つでも心の負担を減らしてみようという気になるからです。ガンになった原因がわかれば、ガンをやみくもに恐れることもなくなります。

　第2章でご紹介した胃ガンの女性（五九ページ参照）も、もしガンの原因がワンマンな夫にかしづくストレスで起こっていた、とわかっていれば対応のしかたも変えられたでしょう。

同じように三つ指をついて夫を出迎えても、胸の中で「こんなわがまま夫なんかに、まじめにつきあっていられないわ」と思いながらやるのと、夫への恐怖感から本気で三つ指をつくのとでは、ストレスの度合いはまったく違います。

悩みを一〇〇％取り除けない、と悩むことはありません。ガンが起こるしくみを知って、「あっ、今、また悩みすぎてるな！　もう、これ以上悩むのはやーめた」「クヨクヨしていると、ガンにつけ入るスキを与えてしまう。ばかばかしいから、さっさと寝てしまおう」と開き直るだけでも、ガンは治癒に向かい始めます。また、発ガンのリスクは三分の一以下に減らすことができます。

2　ガンの恐怖から逃れる

●古い「ガンの常識」が恐怖を生む

ガンを治すうえで、ガンへの恐怖心ほど邪魔なものはありません。これまでにお話ししてきたように、ガンが発症する原因は働きすぎや心の悩みによって、交感神経の緊張が続くことにあります。ガンが発症しているということは、その人はすでに相応の交感神経緊張状態にあるということです。

「ガンは怖い、治らない」と恐れるのはストレスそのものです。これでは交感神経のさらなる緊張を招き、治療の足を引っ張ることになります。ガンを治すためには、ガンへの恐怖心を捨て心を平穏にして、副交感神経を優位にし、リンパ球を増やすことが大切です。

では、どうすればガンを恐れなくなるのでしょうか？

「今日から、ガンを怖がらないようにしよう」と言い聞かせてみても効果はなさそうです。ガンの恐怖から逃れるためには、恐怖の源になっている〝ガンの常識〟を見直すことが大切です。

●ガンは不治《ふじ》の病である
●すぐにでも治療しないと手遅れになる
●抗ガン剤でたたかないと、ガンはどんどん悪化する
●転移《てんい》したら一巻の終わりだ

みなさんがガンの常識として正しいと信じていることは、今では誤った知識になりつつあります。ここでガンの常識と言われているものを、一つずつ洗い直しましょう。

●昔の日本人の生活ならガンは怖かった

これまでの常識 ガンは命を奪う怖い病気だ！
これからの常識 それは過去の話。ガンは不治の病ではない

ガンは不治の病。転移したり、再発したりする恐ろしい病――誰もがそう考えます。確かに五〇～六〇年以上前までの日本なら、ガンは怖い病気でした。当時の生活様式には、ガンを暴れさせる要因がそろっていたからです。かつては今とは比べようがない貧しい生活です。重労働であるうえに食糧事情も悪く、家には冷たいすきま風が吹き込んできます。

●いつもおなかがすいている
●いつも疲れている
●寒さ熱さが身にしみる
●働くだけで余暇《よか》がない

日本人の多くは、絶えず心身にストレスを抱えていました。こうした状況で、交感神経は慢性的に緊張しています。先にお話ししたように私たちがガンになるのは、交

感神経が緊張することで次の四悪が生じるからです（一〇四ページの図参照）。

●顆粒球増多による活性酸素の大量発生➡組織破壊が進む➡組織の再生がくり返される➡細胞の増殖遺伝子に異常が起こる➡発ガン

●血流障害➡組織に老廃物《ろうはいぶつ》、発ガン物質が停滞する

●リンパ球の減少➡ガン細胞を監視する力が落ちる

●排泄《はいせつ》・分泌能《ぶんぴつのう》の低下➡NK細胞（三七ページ参照）の働きが落ち、ガン細胞の増殖を許してしまう

病気に対する抵抗力は落ち、体が消耗《しょうもう》しきったあげくにガンにかかるため、進行は早く、予後《よご》（病気の経過）も悪くなります。

昔の日本人がおしなべて交感神経緊張状態にあったことは、子どもたちの青ばなが雄弁に物語っています。昔の子どもたちは、カゼもひいていないのに青ばなを垂らしていました。なぜでしょう？

極端な栄養不足のせいで交感神経が緊張し、鼻粘膜で顆粒球が増えていたからです。こうした状態では、ちょっとしたばい菌が鼻腔《びくう》（鼻の穴）に入っただけでも、顆粒球は刺激されて活性化します。顆粒球の死骸《しがい》が大量に集まったものがウミ、つまり

交感神経緊張で生じる4悪

1

顆粒球増多による活性酸素の大量発生

↓

組織破壊が進む

↓

組織の再生がくり返される

↓

細胞の増殖遺伝子に異常が起こる

↓

発ガン

2

血流障害

↓

組織に老廃物《ろうはいぶつ》、発ガン物質が停滞する

3

リンパ球の減少

↓

ガン細胞を監視する力が落ちる

4

排泄《はいせつ》・分泌能《ぶんぴつのう》の低下

↓

NK細胞の働きが落ち、ガン細胞の増殖を許すあの青ばなです。

●今はガンに打ち克てる時代になった

では、今日の日本で青ばなを垂らしている子はいるでしょうか？　身の回りのいたるところに食物があふれ、小腹がすいたらすぐ口にできます。飽食の時代に安住する彼らは飢え知らずです。そんな子どもたちの自律神経の針は、副交感神経側に大きく振れて、青ばなとは無縁に暮らしています。

副交感神経優位型の生活を満喫しているのは、大人も同じです。米作りなどの重労働から解放され、温かな室内で十分な食事を食べることができるようになって、日本人の平均寿命は大幅に延びました。

仮にガンにかかったとしても、あわてることはないのです。昔と違って栄養状態はすこぶるよく、基礎体力も充実しています。働きすぎや悩みすぎ、痛み止めの常用などを改め、免疫を高める治療を選ぶことでガンの進行は止まり、治癒《ちゆ》へと導くことができます。病気も時代とともに姿を変えます。ガンが怖い病気だったのは過去の話です。

●ガンと告知されてもあわてない

これまでの常識 すぐに治療をしないと死ぬ
これからの常識 あわてなくても大丈夫

ガンが発見されたとき、患者さんは医師から治療をせっつかれてパニックを起こします。

●すぐに手術しましょう。今なら間に合います。
●手遅れにならないうちに、早く抗ガン剤を使いましょう。

患者さんは、ガンを告知されて落ち込み、動揺しています。そこへ治療を急ぐように促されると、「一刻の猶予《ゆうよ》も許されない」というせっぱ詰まった気分に追いつめられます。早く治療をしなければ、命を落とす！　その切迫感から、患者さんも家族もあわてて治療方針を決めてしまいがちです。

しかし結論からいうなら、ガンにかかったからといって、今日明日にどうかなるということはありません。もし医師が言うように、早く治療しないと命取りになるとすれば、検査の結果が出るまでに二週間も三週間も待たされ、さらに手術の予約が一ヵ月も先送りになるのは、おかしいと思いませんか。

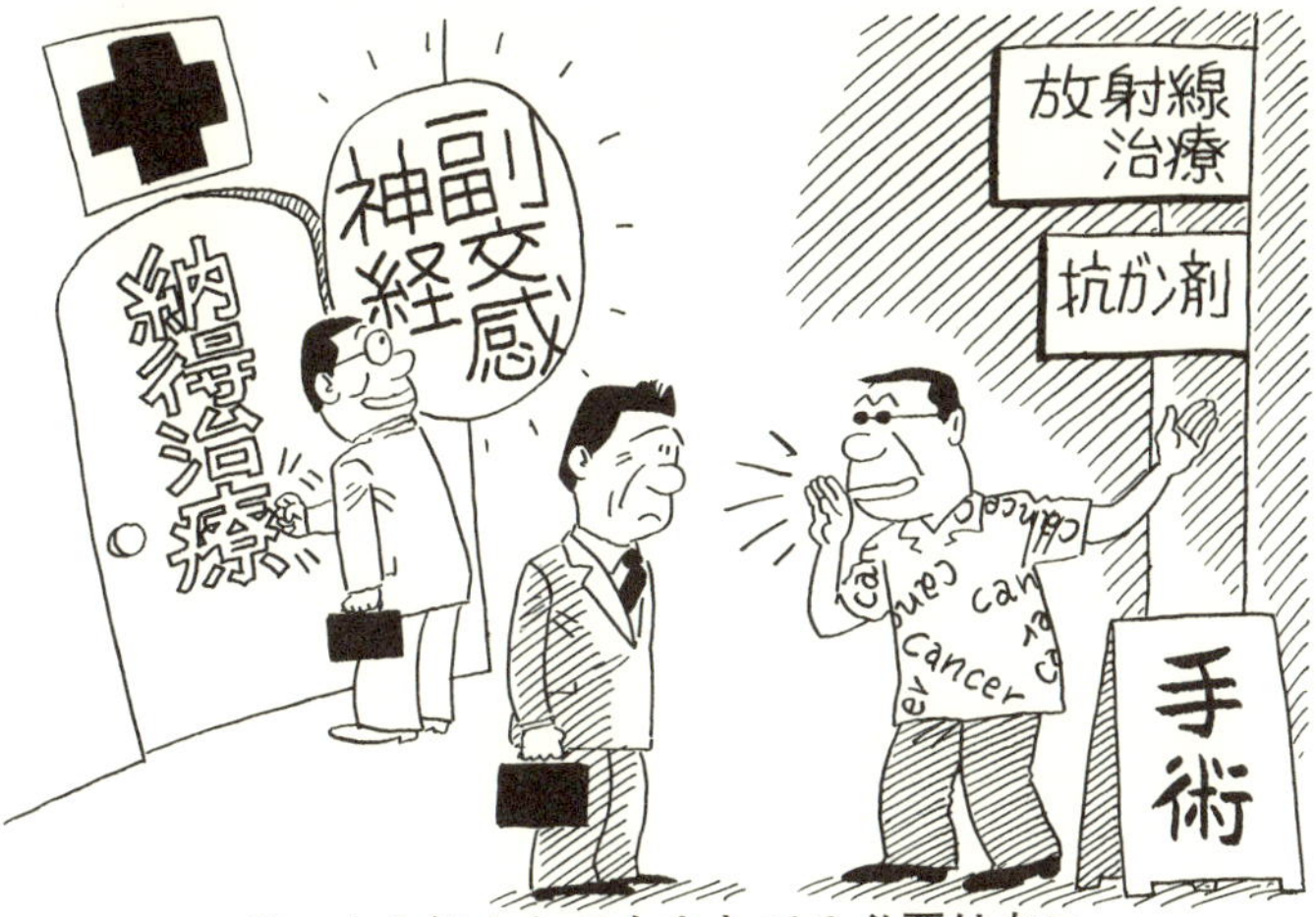

ガンを告知されてもあわてる必要はない

●誤った治療を受けなければ寿命は延びる

医師が言うようにガンが進行したり、ガンで命を落とすのは、先にお話ししたように抗ガン剤や放射線治療、手術を受けるからです。これらの間違った治療は、患者さんの免疫力を低下させ、本来あったはずの寿命を縮めてしまいます。

ガン治療で最も延命率が低いのは、抗ガン剤の投与を受けた人たちであり、受けなかった人は最も長生きするというデータがあります。ガンを治すために最も大切なことは、交感神経の緊張をやわらげ、副交感神経優位の世界に入ることです。ガンを告知されたら、あわてずのんびり構えましょう。

ガンが発見されたときに、早期を過ぎていても心配は無用です。ガンが進行していても、それまでに間違った治療を受けていないのですから、一気に悪化することはありません。もちろん回復する希望も残されています。

告知されたら悲観せず、まずは心を落ち着けてください。一息ついて緊張をほぐし、自分が納得できる治療をじっくり検討してから治療方針を決めましょう。ガンですぐに死ぬことはありません。

●転移はガンが治るチャンス

これまでの常識 転移したら助からない
これからの常識 転移は治る前兆

ガンの転移も、人々がこの病気を恐れる理由の一つになっています。「転移したら、助かる望みはない」。誰もがそのように考えているからです。

「転移は怖くない」と言ったのは、福田稔《ふくだみのる》先生です。あるとき、福田先生がふとこうつぶやきました。「転移は治るチャンスだよ」「転移するガンほど治しやすいんだ」と。私は一瞬「えっ?」と思いましたが、福田先生の話を聞いているうちに納得しました。

福田先生は、患者さんの体の変化をいつもたいへん注意深く観察しています。福田先生は何人もの患者さんを治療するうちに、ある現象に気づいたのです。それは転移が起こったと思われる時期に、必ず患者さんは何日か発熱し、カゼをひいたときのようなだるさを訴えます。そしてその後、ガンが小さくなっていくという現象です。そこで福田先生は、転移はガンが治る前兆だと考えるようになりました。

福田先生の話から、私もあることを思い出しました。福田先生が観察していた現象、転移が起こるときに出る熱は、昔から「傍腫瘍症候群《ぼうしゆようしようこうぐん》」と呼ばれ、多数報告されています。過去の報告でも、ガンの患者さんがカゼのような熱を出したり、手足のしびれや全身倦怠感《けんたいかん》などの症状を訴えるとき、転移が起こっていると考えられていました。

以前からガン特有の現象として知られていたことを、福田先生は鋭い観察眼で「治る前兆だ」と直感したのです。すぐには信じられないかもしれませんが、実際、福田先生の患者さんのガンは発熱の後、小さくなっています。

●異常を起こした自己細胞を殺すときに転移が起こる

では、なぜこのような現象が起こるのでしょうか？

これは異常を起こした自己細胞（三八ページ参照）を専門に攻撃するリンパ球（胸腺《きょうせん》外分化T細胞）が、ガン細胞を異常自己と認識し、攻撃を始めたために起こるものと考えられます。リンパ球はガン細胞を破壊するたんぱく質を使って、ガンと闘っています。その影響で組織周辺に炎症《えんしょう》が生じて発熱するのです。

ガン細胞は熱に弱い性質があり、戦闘によって出る熱が攻撃に役立ちます。転移の発熱は、いわば人間の体に備わった天然の温熱療法なのです。やがてガンはリンパ球に打ち負かされ、原発巣《げんぱつそう》から散らばって他の組織へ逃げ出します。

するとリンパ球は転移先で小さくなったガンを追いつめ、撃退してしまいます。ガンが散り散りになることで原発巣は小さくなり、転移したガンも殺される。福田先生の患者さんは、このような過程をたどってガンの自然退縮《たいしゅく》に至ります。

ただし、断っておかなければならないのは、危険な転移もあるということです。体がせっかく闘っているときに、解熱剤《げねつざい》を使って熱を下げたり、免疫力を下げたりする誤った治療を行えば、ガンは転移先でぬくぬくと生き延びてしまいます。このようなケースでは、転移が命取りとなります。

転移を武器にするには、副交感神経を刺激してリンパ球を増やし、熱を下げないようにすることが大切です。

●ガンになってからでも免疫力は復活する

これまでの常識　自分の免疫力だけでは太刀打ちできない
これからの常識　誤った治療をやめ、免疫力を高めればガンは殺せる

医師の中には自分の体に備わった免疫力だけでは、ガンに対処できないと考えている人が大勢います。しかし、これは考えが逆転しています。ガンになったのは、免疫力が落ちていたからで、リンパ球がしっかり働いているならガンにはなりません。

確かにガンが発症したからには、リンパ球は非力だったのでしょう。しかし、生活の見直しを行い、副交感神経を刺激してリンパ球の数を増やせば、自分の免疫力でガンと闘うことはできるのです。

ガンになって病状が悪化するのは、「免疫力だけでは闘えないから、抗ガン剤でガンをたたきましょう」「放射線でガンを殺しましょう」と、患者さんの体を消耗させ、免疫力を低下させる治療を行うからです。

治療後数年たってガンが再発し、患者さんが命を落としたなら、「ほらね、あれだ

け治療したのにガンに勝てなかったのだから、自分の免疫で闘おうというのはどだい無理なんです」という理屈がまかり通ってしまうのです。

●〝ガンは自然退縮する〟が普通である

これまでの常識　ガンの自然退縮は、ただの奇跡にすぎない
これからの常識　ガンは自然退縮するのが普通

専門家の多くは、ガンが自然退縮することを非常に特異な例と考えています。一〇二ページでお話ししたように、重労働と栄養不足で交感神経の緊張を強いられた時代であれば、体は消耗しきっているのでガンが自然退縮するのは難しかったでしょう。けれども副交感神経優位型の時代を生きる私たちにとって、ガンは立ち向かえない相手ではないのです。生活の見直しを行い、副交感神経を優位にして血流を改善し、リンパ球を増やしていけば、自然退縮にもっていくことができます。

私がこう言うと、「それは、もともとおとなしいガンだからだ」と反論する人がいます。確かにガンには悪性度の高いものもあれば、さほどでもないものもあります。ですからガンの性質によって、自然退縮に至るまでの期間に差は出るでしょう。しかし、悪

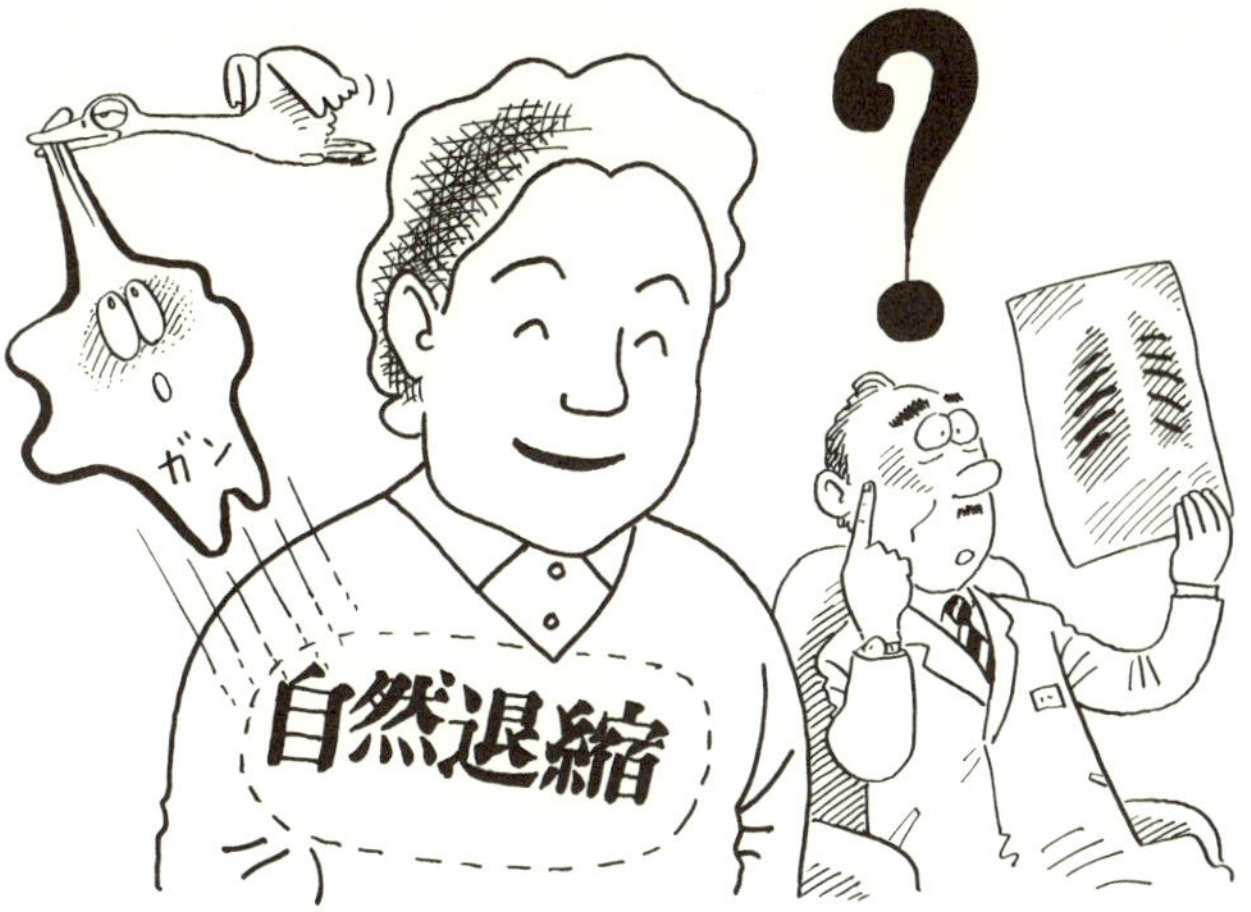

ガンの自然退縮は「奇跡」ではなく「当たり前」

性度が高くても、免疫力を高めるならガンを退縮に追い込むことはできるのです。

福田先生の患者さんには、最も質《たち》が悪いといわれるスキルス胃ガンから生還している人がいます。「手術しないと助からない」と言われた乳ガンの患者さんが、一年、二年と治療を続け、今日では目に見えてガンが縮小しています（一六六ページ参照）。また、海老名《えびな》卓三郎《たくさぶろう》先生の患者さんでも、「手のほどこしようがない」と言われ手術もできなかった状態から、ガンが自然退縮し、社会復帰を果たすまでに回復しています（一九一ページ参照）。

このような人たちを前にして、ガンの

自然退縮が「特異なこと」「奇跡である」と決めつけていいものでしょうか?

最近は免疫力を高める機能性食品を食べて、ガンを治した体験談が雑誌やテレビでしばしば紹介されるようになりました。たいていは「奇跡のガン治療」「奇跡の生還」などと、おおげさなタイトルがついています。こうして方々で奇跡が起こっているということは、それはもう奇跡ではないということです。自然退縮して当たり前。それが現代のガンです。

こうして過去の常識を点検し直してみると、ガンは意外に怖い病気ではないということがわかります。これまで常識とされていたものは、過去のものです。これからは明るくガンを考えましょう。

3　消耗する治療は受けない、続けない

●医師の言葉には冷静に対処する

ガンと告知されたら、すぐにでも治療法の選択を迫られるでしょう。くり返しにな

りますが、ガンを治すうえで大切なことは、「ガンの三大療法」を受けないことです。とくに抗ガン剤治療と放射線治療は、絶対に受けないようにしましょう。手術はできるだけしないほうがいいのですが、どうしても必要な場合は最小限にとどめておきます。

第3章でご説明したように、これらの治療は免疫力を低下させ体を痛めつける誤った治療です。

とはいえ「三大療法は受けないぞ！」と思っていても、実際にガンを告知されると気持ちが動揺し、冷静に治療方針を決められないこともあるでしょう。また、医師から熱心に抗ガン剤治療や放射線治療を勧められると、「やっぱり受けてみる価値はあるのかな」と迷うかもしれません。

ガンと言われれば気が弱くなり、「今、抗ガン剤でたたいてしまえば楽ですよ」という言葉にすがりたくなります。そのときは「これを承知したら自分の免疫はダメになるんだ」と思い出してください。

抗ガン剤治療や放射線治療を断ると、「もうあなたの面倒は見ませんよ」「命は惜しくないんですね」「どうなっても知りませんよ」「勝手にしなさい」などと言う医師がいます。

気弱になっている患者さんは、見放されたくない一心から医師の提案を飲んでしまいがちです。もし医師にこんなことを言われたら、「私はラッキー！」と飛び跳ねてください。誤った治療から逃げられて、命拾いできたからです。早々にその医師とは縁を切りましょう。

自分の提案を飲まないからと、医師が患者さんを追いつめるような言葉を発したり、居丈高《いたけだか》に振る舞うのは許されることではありません。いかなる病気の治療でも、このような医師とはお別れしたほうがいいと思います。

ただし誤解をしてならないのは、抗ガン剤さえ使わなければ、それで万事うまくいくわけではないということです。ガンになったのは、その人が相当の無理を重ねてきたからであり、生き方そのものにガンを生む土壌があります。

これまでの生活パターンを見直すことが、ガンを自分で治すことに直結します。また、交感神経の緊張を招く痛み止めを使用している人は、薬を完全にやめてしまいましょう。そのうえで、のちほどお話しする副交感神経を優位にする方法を実践することが大切です。

抗ガン剤も放射線も手術も受けない。生活の見直しもやっている。しかし、何か治

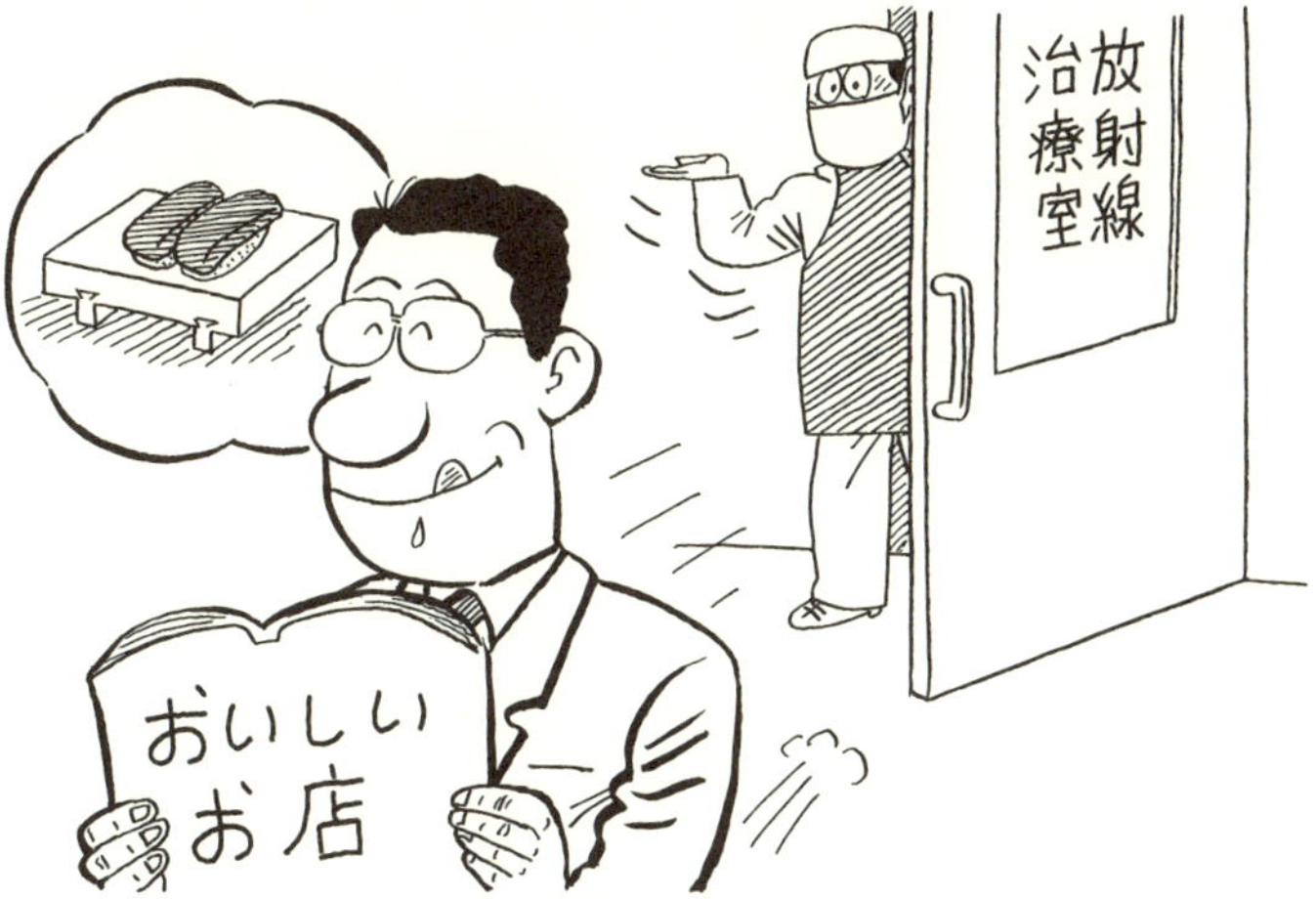

誤った治療を中止し食欲が出てきたらしめたもの

療を受けないと、心細くてたまらない。患者さんによっては、治療しないことがかえってストレスになってしまうことがあります。そのような場合は、副交感神経を優位にするハリ治療（一二八ページ参照）や第５章でご紹介する治療などを受けると、気持ちも体も落ち着きます。

●抗ガン剤や放射線治療は中止しよう

すでに抗ガン剤治療や放射線治療を受けている人は、治療を中止しましょう。しだいに体が楽になり、食欲も出てくるでしょう。こうなったら、もうしめたものです。

消化器の働きはすべて副交感神経が支配しています。食欲が出てきたということは、副交感神経優位の世界に戻ってきた証拠です。リンパ球が増え、体重が増えてくれば、めきめきと免疫力が上がっていきます。リンパ球が十分な数に達すれば、ガンは半年後か一年後には自然消滅に向かいます。

誤った治療の影響でなかなか体調が回復しない人も、第5章で紹介している治療を受けるといいでしょう。体が消耗していると、なかなか自力でリンパ球を増やせないことがあります。副交感神経を効果的に刺激する治療は、リンパ球を増やす手伝いをしてくれます。

●セカンドオピニオンを聞く

患者さんの中には治療に不安があっても、医師に遠慮してなかなか自分の意志を伝えられない人がいます。また、本当は抗ガン剤治療を受けたくないのに、その場の雰囲気にのまれて、不本意な治療を受けてしまう人もいます。

しかし、ガンとわかったらドンと胆《はら》を据《す》えてください。抗ガン剤や放射線治療を勧める医師とは、思い切って縁を切るといいのです。手術が必要だと言われた場合は、その日に治療方針を決めず、後日、気持ちを落ち着けてから相談に行きます。質問はメモ書きにしておくと、順序立てて話を聞くことができます。
だいたい次のような点を聞いてみたらどうでしょうか。

①手術が必要な理由
②切除する範囲
③治癒する見込み
④手術を受けた結果、起こると予想される後遺症
⑤手術を受ける前に行う検査によって起こる苦痛などの有無
⑥入院期間
⑦社会復帰できる時期

⑦については、自分の職業や生活スタイルに即して聞くといいでしょう。たとえば山登りが趣味なら、術後も登山できるのかどうか？　登れるとしたらいつごろになるか、などできるだけ具体的に聞くとイメージがつかめます。
医師の説明に納得がいかないときは、他の医師にセカンドオピニオン（診断、治療方針、手術などに関する主治医以外の医師の意見）を聞くことも大切です。たとえば自分は手術を受けたくないのに、「手術しないと、ガンが進行します」と言われたら、

レントゲン写真のコピーや治療の経過を記した書類を一式そろえてもらい、別の医師に相談します。現在はセカンドオピニオンを求めることが一般化しつつあるので、病院側でもすみやかに用意してくれるはずです。

セカンドオピニオンを求めるときに気をつけたいのは、担当医の知り合いの医師は避けるということです。普通一人の医師がいくつもの違った意見を持っている、ということはなく、担当医は自分と同じ意見の医師を紹介しがちです。大手術を熱心に行う医師が紹介する医師は、やはり大がかりな手術を勧めるでしょう。これではなにも役に立ちません。

では、どんな医師からセカンドオピニオン、サードオピニオンを聞けばいいのでしょうか?

私が相談を受けたときは、代替《だいたい》医療を治療に取り入れている医師や歯科医師、治療家に相談するようにアドバイスしています。代替医療とは、西洋医学(現代医学)に対し、それ以外の療法すべてを指します。ハリや漢方、アーユルヴェーダ(インドの伝統医学)などの伝統医学、気功《きこう》、アロマセラピー、食事療法、温泉療法など、さまざまな療法がこの中に含まれます。

これらの療法は自律神経のバランスを整える作用があり、患者さんが交感神経緊張状態にあれば副交感神経を優位にし、副交感神経緊張状態にあるなら適度に交感神経を刺激します。患者さんにとっては、体を痛めつけずに免疫を高められるというメリットがあるのです。

近年は東洋医学の治療家だけでなく、医師もさまざまな代替医療を治療に取り入れるようになっており、〝医師探し・治療家探し〟はさほど難しくはありません。ただし代替医療でも落とし穴にはまる危険性があります。この点については一二五ページの医師選びのところでご説明しましょう。

●担当医とスムーズに別れるコツを教えます

さて、セカンドオピニオンを聞いて転院を決めたら、担当医には手紙で「たいへんお世話になりました」とお礼を伝えておきます。担当医も患者さんのことは大事に考えているのですから、感謝の気持ちを表すことは大切です。ただ面と向かって治療を断ろうとすると、言葉に詰まったり緊張したりしてストレスになります。できるだけ気分よく、スムーズに転院するためのコツです。

主治医が変わると、「病気が悪くなるのでは？」と心配する人がいますが、そんなことは決してありません。不満や不安を抱えながら治療を続けるほうが、よほど治療の障害になります。信頼し安心できる治療を受けることが、病気を治すためには欠かせない条件です。ちなみに検査機関も変更してかまいません。

●こんな医師や治療家を選ぼう

ガンを治すには治療内容も大切ですが、医師や治療家の人となりも大切です。ここで良医（治療家）を選ぶポイントを、いくつかあげておきます。

〈患者の話をしっかり聞く医師〉

患者さんがガンに至るまでの生活歴には共通点があります。一つは働きすぎ、そしてもう一つは心の悩みを長期間抱えているという点です（五〇ページ参照）。「ガンはストレスで起こる」と理解している医師は、問診でその人の生活のあり方をたとえば次のように尋ねるでしょう。

●この数年間、どのような生活をしてきましたか？
●職場の同僚とはうまくいっていますか？

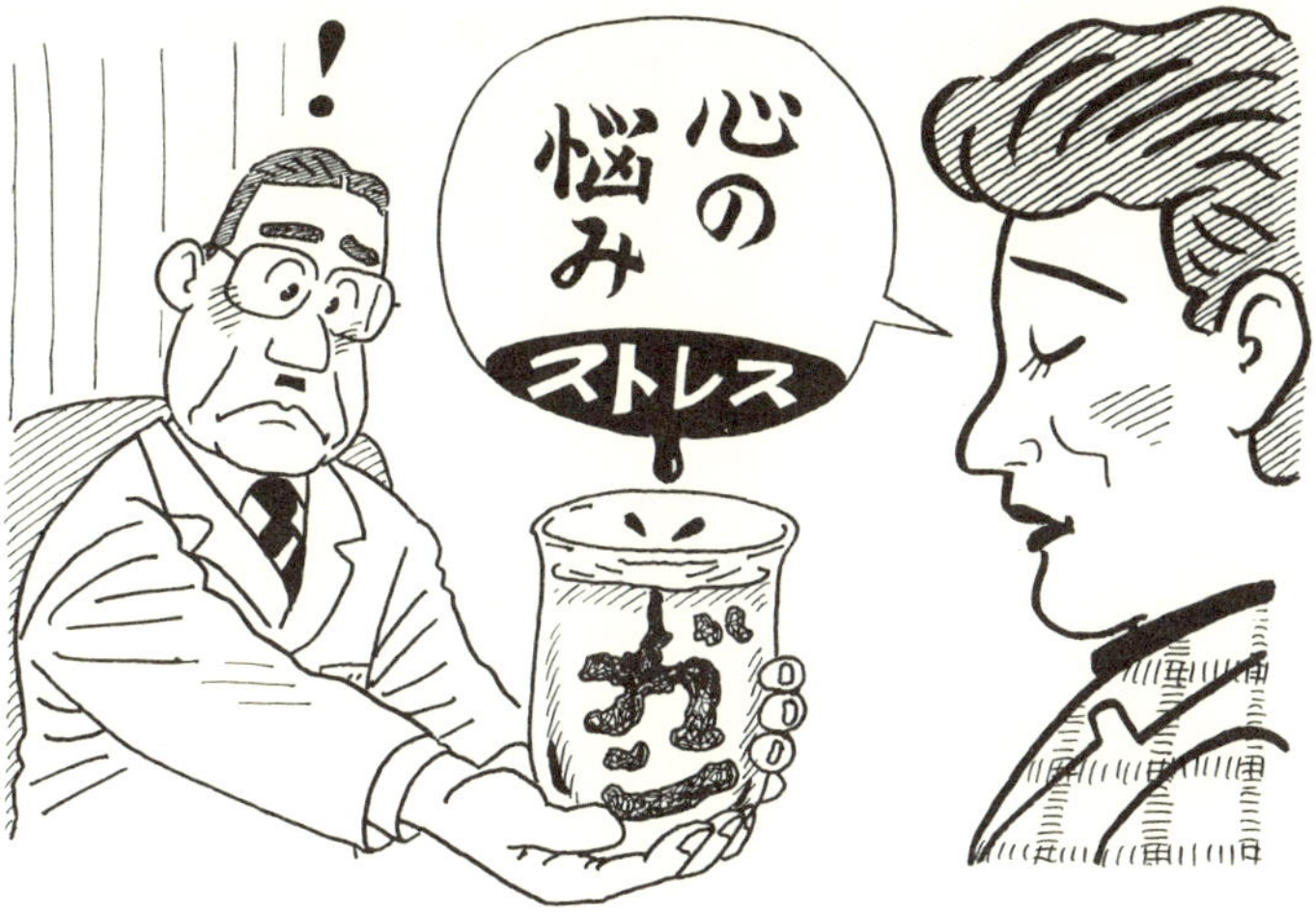

良医は患者さんの話をじっくり聞いてくれる

●仕事はきつくないですか？
●お子さんは楽しそうに学校へ通っていますか？
●ご主人（奥さん）の仕事はうまくいっていますか？
●今、なにか困っていることはありますか？

生活の様子をじっくり尋ね、患者さんのストレスを聞き出せる医師は良医です。患者さんも医師に話すことで、自分のストレスがどのようなものであったかを自覚します。そしてそのストレスがガンとつながっていると理解すれば、患者さんは具体的に生活の見直しを実行できるようになります。

〈誤った治療をしない医師〉

患者さんの希望を受け入れて、抗ガン剤治療や放射線治療を行わず、大がかりな手術を避ける医師は良医といえます。残念なことに、現代医学を専門とする医師にはこのタイプの人はあまりいません。

●こんな医師や治療家は避けよう

反対に次のような医師（治療家）は、避けたほうがいいでしょう。

〈患者の話を聞かない医師〉

患者さんが治療内容について質問すると、「そんなこと聞いてどうするんですか」「こちらの言うことを、聞いていればいいんですよ」と、怒りだしたり不機嫌になったりする医師がいます。患者さんのストレスになる医師は治療に向きません。

〈誤った治療を行う医師〉

代替医療に携《たずさ》わる医師や治療家の中にも、誤った治療を行う人がいます。一例として、ハリ治療や漢方治療を例にあげてみましょう。これらの治療に携わっている医師の治療姿勢は、次のように大きく二つに分かれます。

①治療を単独で行っている
②西洋医学と併用して行っている

私が一二一ページで「落とし穴」といったのは②の場合です。

本来、代替医療は、西洋医学の間違った治療から脱却するために生まれたものです。薬や手術に頼らず、生体が自分で病気を治そうとする「治癒反射」を引き出す治療法。それが代替医療のあるべき姿です。

ところが②の医師は、自分の間違った治療法をやめることができず、ハリ治療や漢方治療を〝西洋医学の補い〟としてしか扱っていません。その結果、抗ガン剤と漢方薬を併用したり、ステロイド剤や痛み止めを処方しながらハリ治療を行うという大きな矛盾を抱えることになります。

家が燃えていたら、誰でも迷わず水をかけて鎮火するでしょう。しかし、②の医師たちが行っているのは、燃えさかる家に右手でガソリンをまき、左手にホースを持って水をかけているのと同じことなのです。

ハリ治療や漢方治療が優れているといっても、抗ガン剤の毒性には太刀打ちできません。根治治療には、永遠にたどり着けないのです。そういうことを行っている医師

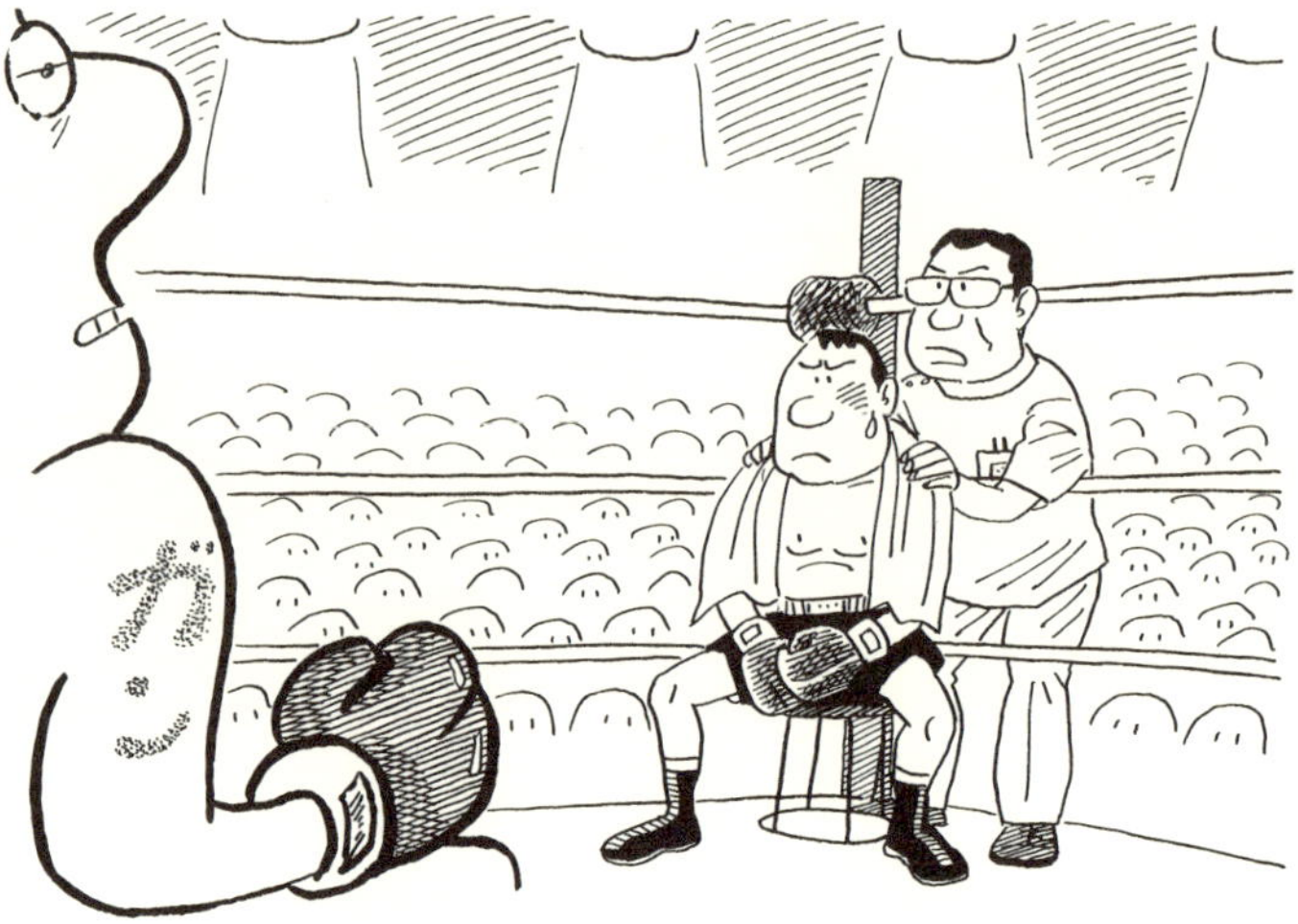

ガンを治すのは患者さん自身で医師は協力者

に限って、「ハリ(漢方)だけでは、病気に勝てない」などと言います。誤った治療を行っている、その非に気づいていないからです。代替医療を誤った治療と併用する医師は、選ばないようにしましょう。

同じことは針灸《しんきゅう》を専門とする治療家にもいえます。代替医療は西洋医学から独立した治療法であり、西洋医学を補うための道具ではありません。にもかかわらず、「西洋医学と東洋医学、それぞれのいいところをとって治療しましょう」などと西洋医学におもねる人がいます。

そのような治療家は、患者さんに「抗ガン剤(放射線治療、手術)を中止したほうがいいですよ」ときちんとしたアドバイスをしません。抗ガン剤を使い続け、さんざん体が弱り切った果てに、ハリ治療や漢方治療を行うのです。これでは治るものも治せないでしょう。西洋医学の過ちを正せない治療家は避けたほうがいいと思います。

もちろん代替医療に真摯《しんし》に取り組み、めきめきと治療成果を上げている人もたくさんいます。

良医に出会ってからも、患者さんは「病気は自分で治すんだ」という気持ちを持っていてください。

「ちょっと働きすぎちゃったなあ。これからは体を休ませよう」というように、ガンに至った生活を見直すのは患者さん自身です。医師や治療家は患者さんを見守り、治る手伝いをする協力者です。協力者を頼りにしつつ、治療が続けられたらいいと思います。

4　副交感神経を優位にして免疫力を高める

1〜3箇条までは主にガンを引き起こす原因（交感神経の緊張）を取り除く方法に

ついて、お話ししました。この項では積極的に副交感神経を刺激し、免疫力を高める方法をご紹介しましょう。

●ハリ治療で副交感神経を優位にする

日本人に古くから親しまれてきた代替医療の一つに、ハリ治療や漢方治療などの東洋医学があります。漢方治療が発達したのは、薬草が豊富に採取できる中国の南部で、ハリ治療は主に中国北部で発達しました。

この二つの治療法はどちらも、「いやなもの反射」（一三〇ページの表参照）を引き起こすという共通した作用があります。いやなもの反射とは、いやなものや不快なものに遭遇《そうぐう》したとき、それから逃れようとする反応です。

もともと私たちには苦痛から逃れようとするしくみが備わっており、いやなもの反射を起こすことで生命を危険から守っているのです。たとえばうっかり腐った牛乳を口に入れたら、誰もがすぐさま「ぺっ」と吐き出すでしょう。これと同じことが体の中でも、瞬時に起こっています。

いやなもの反射をつかさどっているのは副交感神経です。副交感神経は排泄能《はいせつのう》や分泌能を高め、血管を拡張する作用などがあります。そのために、反射が起こるとおしっこに頻繁《ひんぱん》に行きたくなったり、便通がよくなったり、血流がよくなって体が温かくなったり、口の中でつばがあふれたり、という生理現象が現れるのです。

みなさんに知っておいていただきたいのは、いやなものの中には花粉やゴミなど形のあるものだけでなく、形のない心の動きにかかわるもの、精神的なものも含まれているということです。

たとえば非常にショッキングな体験をしたり、人にひどいことを言われたときなど、胃のあたりからぐっと吐き気がこみ上げてくることがあります。これは体が、つらい体験、悲しい気持ち、苦しい気持ち、不快感を、外に追い出してしまおうとする反射なのです。あるいは大嫌いな人の手がわずかに肩に触れただけで、鳥肌が立ったという経験はありませんか？　これも、嫌いな人との接触を拒絶しようとする反射です。

では、ハリ治療や漢方薬は、どのようにいやなもの反射を起こすのでしょうか。

漢方薬の場合は、あの特有の苦みやえぐみです。まずい味が入ってくると、「こんなイヤなものは、早く口から出ていって！」と反射が起こり、唾液《だえき》が分泌されて口の

副交感神経がつかさどる“いやなもの反射”

刺 激	➡ 反 射	
寒さ	クシャミ 鳥肌 利尿	寒い空気を出そうとする 寒い空気が毛穴に入らないように毛穴を閉じる 寒さをオシッコに乗せて外に出す （血流もよくなって体が温まる） 例：緊張したときも、それを出そうとして尿意を催す
苦味・酸味	吐き出す 唾液分泌 消化管の蠕動運動 排便	まずい、すっぱいものを出そうとする
辛味	火照る	辛いものを洗い流そうとして、血流を増やす
花粉	鼻水 クシャミ 涙	異物を洗い流そうとする 異物を出そうとする 異物を洗い流そうとする
ゴミ	せき 喘鳴 涙	ゴミが気管に侵入しないようにする ゴミが気管に侵入しないように、気管を縮める ゴミを洗い流す
吐瀉物	吐き気	気持ち悪いので吐き出す
精神的にいやなこと	嘔吐感	いやだという気持ち、いやな存在、いやな気分を吐き出そうとする ※いやなことが慢性化すると嘔吐感がマヒし、いやな気分、いやな感覚を吐き出せなくなり、もろもろの“いや”がたまる。これがストレスになって交感神経の緊張を招き、ガンをはじめとする万病を生む
漢方薬（鍼灸）	利尿 消化管の蠕動運動 排便 下痢 唾液分泌	苦い漢方成分、ハリの痛み、お灸の熱さを出そうとする 血流が促進されて体が温かくなる

まずさを洗い流そうとしたり、尿が盛んに出て漢方薬を排泄する反射が起こります。

ハリ治療では、ハリを打ったときにズーンと鈍い痛みが走ります。この刺激が体内の細胞を驚かせ、いやなもの反射を引き起こします。福田稔先生は注射針やレーザーを使ってハリ治療を行っていますが、この治療ではもう少し鋭い痛みがあります（一五〇ページ参照）。注射針の先端が患部に触れると、正直に言ってやや痛いです。我慢できなくはないですが、思わず「アイタッ！」と言ってしまう程度にはチクリときます。

このチクリという痛みを排泄しようとして、いやなもの反射が起こります。ハリ治療を行うと、体がポカポカと温かくなったり、おなかがゴロゴロ言い出すのも、反射を起こしている副交感神経が優位になっているためです。

ハリ治療や漢方治療は、いやなもの反射を利用して副交感神経を刺激します。その結果、交感神経の緊張はおさえられ顆粒球が減って、活性酸素の産生にもブレーキがかかります。一方、副交感神経は優位になるので、リンパ球が増加して免疫力が上がってガンと渡り合えるようになるというわけです。

代替療法にはさまざまなジャンルがあります。私がハリ治療を勧めるのは、効率よく自律神経のバランスを整える作用が期待できるからです。しかし、たとえば温泉療法やヨガ、アロマセラピー、太極拳《たいきよくけん》、気功など、自分の体が楽になると実感できるものがあれば、ハリ治療に限らず試みるといいでしょう。

●食物繊維たっぷりのよい食事を摂る

ガンの治療に限ったことではありませんが、体調を整えるうえで大切なのはバランスよく食べるということです。肉ばかり食べるとか脂《あぶら》っこいものばかり食べるというのではなく、魚介類、大豆製品、海藻、キノコ類、野菜、果物など、まんべんなくいろいろな食品を摂ってください。

とくに心がけたいのは、キノコ類や海藻類をこまめに摂ることです。これらの食品に含まれている食物繊維(不消化多糖類《たとうるい》)は、体内では消化できません。しかし、腸はこれをなんとか消化しようとして、腸内にとどめて一生懸命腸管を動かします。腸管の蠕動《ぜんどう》運動(内容物を先の器官に送る動き)は副交感神経刺激となり、腸が動いているときは副交感神経が優位になります。自律神経は内臓の働きを調整していますが、このように内臓の運動が逆に自律神経を刺激して働きを促すという作用もあります。

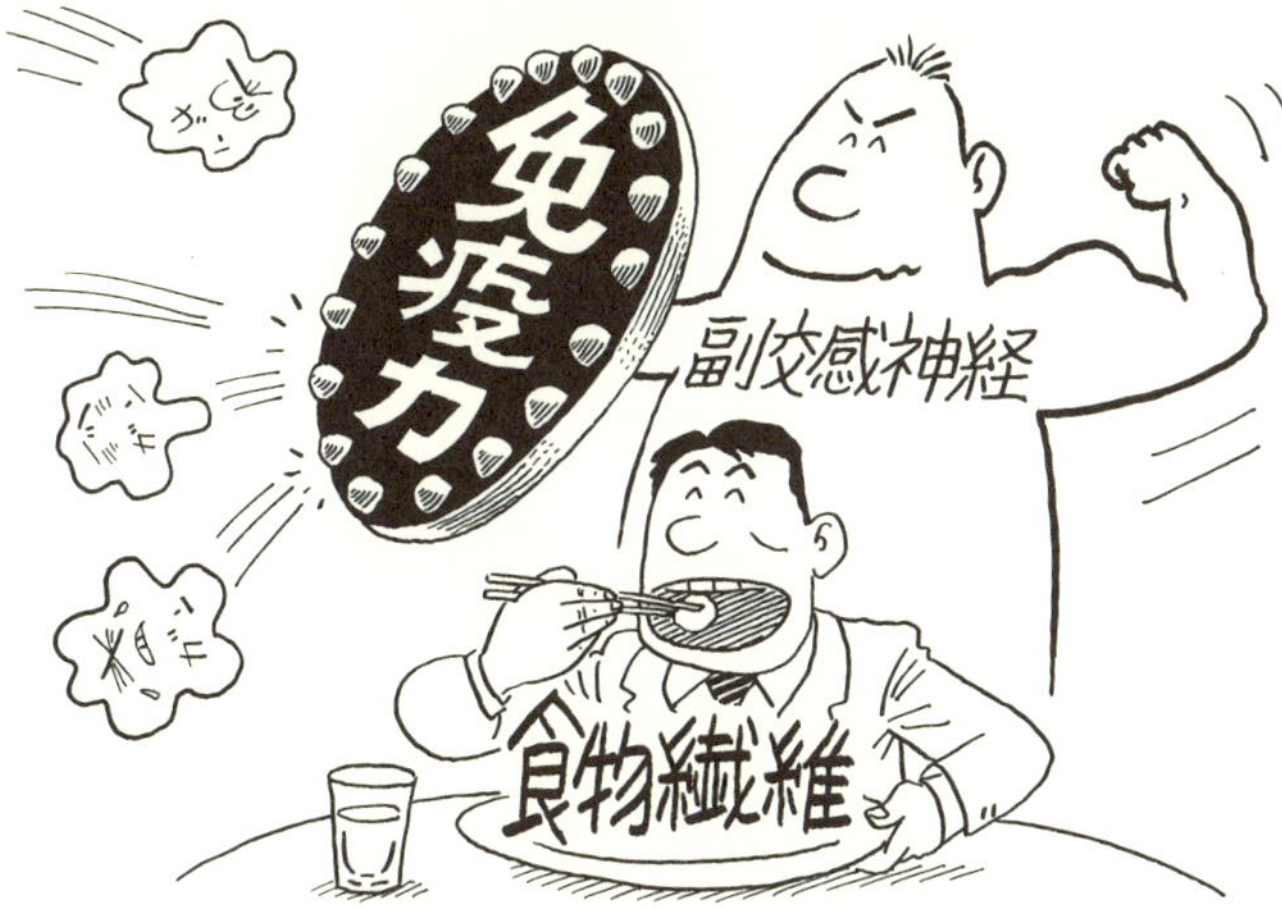

食物繊維が副交感神経優位の体調を作る

ですから食物繊維を豊富に含む食品を摂って腸の働きが活発になると、そのぶん、副交感神経優位の体調を作ることができ、免疫力を高める効果が得られるというわけです。

また、食物繊維は腸内で発生する活性酸素の除去にも役立ちます。

人の腸内には約一〇〇種類、一〇〇兆個もの細菌が住んでいます。腸内細菌のうち乳酸菌などの善玉菌は、ビタミンの合成や消化吸収、発ガン物質の排除などで活躍しています。

一方、ウエルシュ菌や大腸菌は、腸内で活性酸素を産出し発ガン物質を合成するなど組織の老化を進めます。食物繊維は悪玉菌が産生する活性酸素に吸着し、便とともに排泄されるのを助けます。腸内環境を整えるという点でも、食物繊維は優れた栄養素なのです。

キノコ類のエキスを含む機能性食品でガンが自然治癒したという話を、最近あちこちで耳にしますが、これは腸管と副交感神経の相互作用で免疫がパワーアップするからです。誤った治療さえ受けなければ、機能性食品もガン治療の一助となります。

抗ガン剤治療や放射線治療などの治療を受けると、交感神経が緊張して腸管の動きが止まってしまいます。治療を中止し食欲が戻ってきたら、キノコや海藻、豆類を積極的に摂って腸の働きを回復させるといいでしょう。

●軽い適度な運動で副交感神経を刺激する

体がだるくなければ、できるだけ体を動かすようにしたいものです。血行が促進され、気分転換にも大いに役立ちます。息が切れるような過度な運動は交感神経を興奮させますが、軽い運動を心地よいと感じる程度に行う場合は、副交感神経刺激になります。

ウォーキングやサイクリング、水泳などは、マイペースで行うことができ、強度を自在に調節できるのでお勧めです。ラジオ体操は早起きする習慣がつき、体のリズムにメリハリができます。体がだるいという人は、まずはラジオ体操あたりから始めてみるといいと思います。

競技の勝ち負けに一喜一憂し、負けて悔しい思いをしたり、腹が立つような運動は避けましょう。これでは気分転換どころかむしろストレスとなり、交感神経の緊張を招きます。

おっくうでなければ週に四日程度、一回三〇分くらい運動するといいでしょう。雨の日や風が強い日、暑い日、寒い日、体調の悪いときは運動を休み、家でのんびり過ごしましょう。無理をしないことが大切です。

●深呼吸は副交感神経を優位にする

ガンにかかっている人は、おしなべて交感神経が過剰に緊張しています。深呼吸は副交感神経を手軽に誘導できる方法としてお勧めできます。

深く呼吸すると、酸素をたくさん取り込むことができます。あまりに大量の酸素が突然入ってくると、体はびっくりして「こんなに酸素は、いらないよお」と、呼気《こき》で入ってきた酸素を排泄しようとします。つまり、一二八ページでお話ししたいやなもの反射と同様のしくみで、副交感神経を優位にすることができるのです。

こうして交感神経の緊張は解消し、体はリラックスモードに入り血管が拡張して血行がよくなり、脈はゆっくり打つようになります。何度か深呼吸を行った後に、脈を測ってみましょう。深呼吸を行う前よりも、脈が遅くなっているのがわかります。

深呼吸のやり方は実にシンプルです。おなかが膨《ふく》らむほどいっぱい空気を吸ったら、おなかがへこむまで空気を全部吐き出しましょう。

世の中には病気治療や精神の鍛錬《たんれん》を目的として、さまざまな呼吸法があります。これらは姿勢に決まりがあったり、行う順番があったりと、覚えるまでに時間がかかります。このような〝型〟が決まった呼吸法を、初心者はわざわざ行う必要はありません。やり方が複雑なもの、厳格なスタイルがあるものにこだわると、交感神経緊張の世界に逆戻りしてしまいます。

気楽におなかいっぱい、胸いっぱい空気を吸いましょう。これだけで十分です。ゆとりがでてきたら、本格的な呼吸法を実践するのもよいでしょう。

●いつでもどこでもできる爪もみ

「爪もみ」は、福田稔先生が考案したもので、手軽に副交感神経刺激ができる家庭療法としてお勧めです。手の指先には神経が密集しており、親指、人差し指、中指、小指の爪の生え際を、押しもみすることで、効果的に自律神経を刺激することができます。

〈もむ場所〉

爪の生え際の角です。厳密な位置ではなく、おおよそ爪の生え際であればいいでしょう。

〈もむ指〉

刺激を与える指は、両手の親指、人差し指、中指、小指です。これらの指の爪の生え際をもむと、交感神経の過度な緊張がおさえられて顆粒球が減少します。同時に副交感神経が優位となり、リンパ球が増え血液循環が促進されます。なお、薬指への刺激は交感神経の緊張を招きやすいので、通常は行わないでください。

手の指は内臓の働きと密接にかかわっているといわれており、親指は肺などの呼吸器、人差し指は胃腸などの消化器、小指は心臓や腎臓など循環器の働きを高める効果が期待できます。中指の効果は具体的にはわかっていませんが、交感神経の緊張をおさえる効果があるので、他の指といっしょにもんでください。

ガンは発生部位にかかわらず、交感神経の緊張による顆粒球の増多、血流障害に原因があります。そこで、ガンの種類にかかわりなく、薬指を除いてどの指も刺激していいのですが、たとえば胃ガンであれば人差し指を、肺ガンなら親指を心持ち念入りにもむようにするといいでしょう。

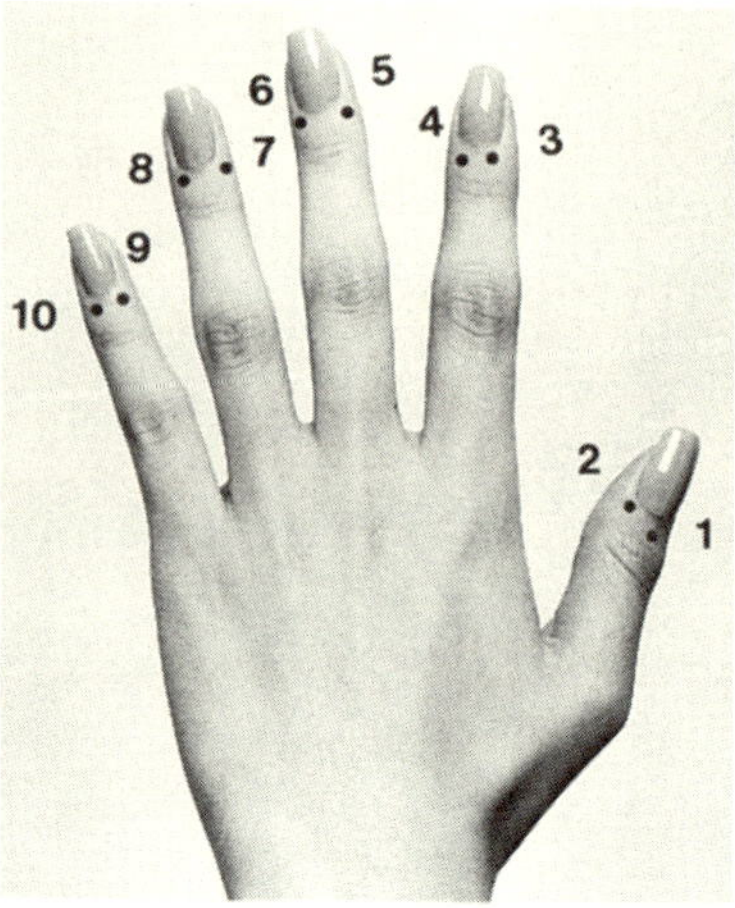

刺激する場所

〈もみ方〉

爪の生え際の角は、指の両側にあります。覚えやすいように、親指の外側から1・2（親指）、3・4（人差し指）、5・6（中指）、7・8（薬指）、9・10（小指）と番号をつけておくといいでしょう。

刺激する際には、一方の手の親指と人差し指で、もう一方の手の爪の生え際を両側からはさむようにしてつまみ、そのまま押しもみします。

たとえば親指なら1・2を同時に一〇秒ずつ押しもみます。念入りにもむ指は、二〇秒くらい刺激します。

一回に、両手の親指、人差し指、中指、小指を刺激し、これを一日に一～三回行います。原則として、子どもも大人と同様に行ってかまいません。

〈刺激の強さ〉

指を刺激するときは、爪の生え際にやや強めの痛みを感じるくらいに押しもみます。軽い刺激では効果がないので、「痛いな」と感じる程度が適しています。押した跡が残るくらいの強さならいいのですが、指の皮膚が傷ついたり、出血するほど強く押さないでください。

人によってはこの爪もみによって、症状が一時的に悪くなったり、手が熱っぽく感じられることがあります。これは病気がよくなる前の生理的な反応なので、心配せずに刺激は続けてください。刺激をやめてしまうと、元に戻ってしまいます。

早い人は数日で、普通は一ヵ月くらいから、冷え症が改善した、熟睡できる、食欲が出てきた、頭痛が起こらなくなった、下痢や便秘が解消したなど、全身状態が改善されていきます。

爪もみは、自律神経のバランスを調整する効果に優れた健康法です。やり方もたいへん簡単なので、ガンに限らず病気予防やご家族の健康増進にも役立ちます。お風呂に入っているとき、寝る前など、行う時間を決めておくと忘れずに続けることができるでしょう。

●ややぬるめのお湯でのんびりと入浴

お風呂好きの日本人にとって、入浴の効用ははかりしれません。ゆったりとお湯につかれば血流がよくなって体も温まり、疲労感や筋肉のこりもスッーと消えていきます。体もさっぱり清潔になって、身も心も最高にリラックスできるのがバスタイムです。

三七〜三八℃くらいのややぬるめのお湯に、のんびりつかりましょう。四〇℃以上の熱めの湯は、血圧を上げる恐れがあるので長湯には不向きです。入浴後は水分を十分に補給しておきます。

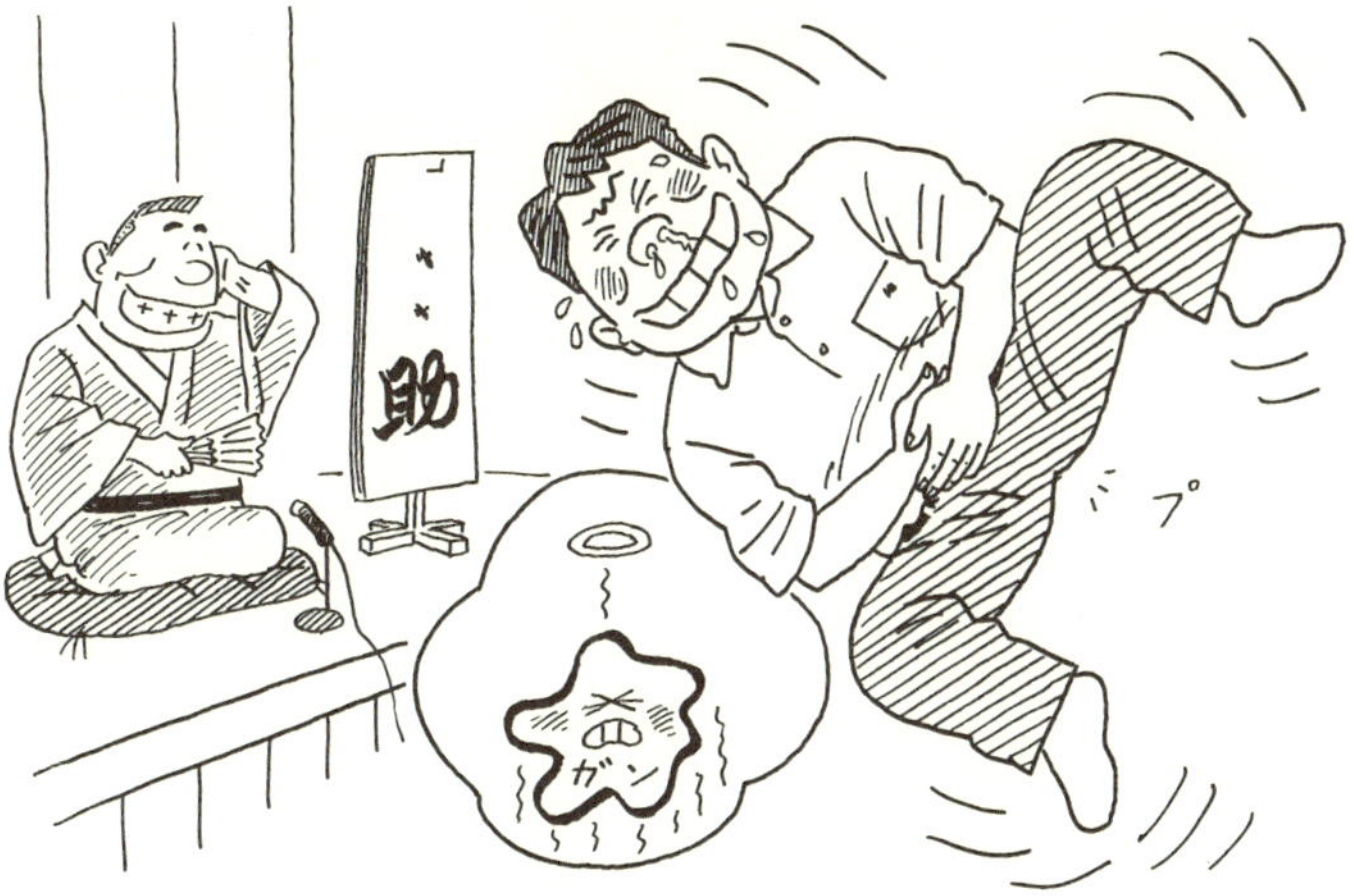

笑いは免疫を高めガン細胞を殺す

●笑いは免疫を高める

笑いは最高の副交感神経優位の世界です。落語やお笑い番組、コメディーなど、笑いを誘うものをどんどん見ましょう。

笑いすぎると、涙や鼻水、よだれ、オナラまで出てくることがあります。これは副交感神経が刺激されて全身の排泄・分泌能が最大になっているからです。大笑いしているとき、NK細胞のパーフォリン分泌能（三八ページ参照）は高まり、ガンを笑いながら殺しています。

笑いが病気の自然治癒を促すというエピソードはたくさんあります。なかでも笑いで「膠原病《こうげんびょう》」（慢性関節リウマチ・全身性エリテマトーデス・強皮症《きょうひしょう》・多発性筋炎・

結節性《けつせつせい》多発性動脈炎など自己免疫疾患《しつかん》の総称。難病に指定されている）を治してしまった、アメリカ人のノーマン・カズンズの話は有名です。

カズンズは仕事のストレスから膠原病にかかり、医師に不治の病を宣告されました。しかし彼はあきらめず、コメディーやおもしろい本を見たり読んだりして、徹底的に笑う生活を送ったところ、なんと数ヵ月後に病は完治してしまったのです。

これも自律神経と免疫のかかわりから考えれば、ごく当たり前のことです。膠原病もガンと同じく交感神経の緊張が原因で発症します。ストレスで交感神経緊張状態が続き、顆粒球が増加して活性酸素が大量発生して組織破壊が起こると、傷ついた異常な自己細胞が増えます。異常になった自己細胞はリンパ球（胸腺外分化T細胞）によって攻撃を受け、患部に炎症が起こります。これが関節内部で生じれば、「慢性関節リウマチ」が発症するのです。

膠原病を治すには、ガンと同じく副交感神経を優位にして顆粒球の増加をおさえ、活性酸素の大量発生を防ぐことです。組織破壊が止まれば、リンパ球の攻撃も収束し炎症も起こらず、病気は治ってしまいます。カズンズは笑い続けることで、顆粒球の増多にブレーキをかけ膠原病を克服したものと思われます。

今日では笑いの効用に注目が集まり、笑うことでガンの自然治癒を引き起こそうとする試みもあるようです。それはそれでいいことですが、「ガンを治すための四箇条」全体に目を配るならもっと多くのガン患者さんが自然治癒に至るでしょう。

以上にご紹介した「ガンを治すための四箇条」を実践してしばらくすると、カゼをひいたときのように三七℃台の微熱が出たり、体がだるくなったりすることがあります（傍腫瘍症候群《ぼうしゅようしょうこうぐん》）。

これは副交感神経が優位になり、ＮＫ細胞の分泌能が高まってガン細胞を破壊しているときの熱です。体がガンと闘っているために現れる症状（治癒反射）なので、あわてて熱を下げずにそのままにしておいてください。およそ二〜七日くらいで自然におさまります。この熱や倦怠感の後に、ガンの自然退縮がやってきます。

ガンとわかっても、がっかりすることはありません。自分でできることがたくさんあります。一つずつ実践して、回復に向かいましょう。

第5章

免疫を高めてガンを治す治療法

免疫力を高める治療法はガンを治す助けになる

●ガンを自然退縮させる治療法

ガンを治すには、自分でやるべきことがかなりあります。

発ガンに至る流れは、以下のようになります。

ストレスによる交感神経《こうかんしんけい》の緊張→顆粒《かりゅう》球《きゅう》の増加（リンパ球の減少→免疫《めんえき》力《りょく》の低下）→活性酸素《かっせいさんそ》による組織破壊、血流障害→ガン遺伝子の発現

この流れの大元にある、「ストレス」については、自分で生活の見直しをすることが大切です。それをふまえたうえで、副交感神経《ふくこうかんしんけい》（二二ページ参照）を積極的に刺激する治療を受けたり、リンパ球（二六ページ参照）の力を増強する治療を受けたりすることは、ガンを治すうえで大きな助けとなるでしょう。

この章でご紹介するのは、いずれも免疫力（病気に抵抗する力）を高めてガンを自然退縮《たいしゅく》させる治療法です。一つは福田稔《ふくだみのる》先生の「自律神経《じりつしんけい》免疫療法」、他方は海老名《えびな》卓三郎《たくさぶろう》先生の「ＢＡＫ療法」です。

これらの治療法について先生がたにお話ししていただく前に、ここでそれぞれの治療法の特色に触れておきましょう。

●自律神経免疫療法の特色

自律神経免疫療法は、自律神経（意志とは無関係に体の機能を調節する神経で、交感神経と副交感神経がある）が白血球《はっけっきゅう》（体を守る働きをする血液中の成分）の働きを支配していることに着目し、自律神経の乱れを解消することで、白血球のバランスを整え免疫力を高めていくものです。これまでにガン、アトピー性皮膚炎や潰瘍性《かいようせい》大腸炎、慢性関節リウマチ、クローン病などの数々の難病にも効果を発揮しています。

自律神経免疫療法には、次のような特色があります。

①効果的に副交感神経を刺激できる

自律神経免疫療法では、針、レーザー、電子針を用いて治療点を刺激します。これらの器具を体に当てたとき「チクッ」という刺激痛を感じます。この痛みは「いやなもの反射」（一二八ページ参照）を促し、自律神経の偏りを修正する大切な要素になります。

治療で「痛い！」と感じたときに、体内では副交感神経の反射が起こり、交感神経側に大きく傾いていた自律神経の針を、副交感神経側に戻すことができます。

②白血球のバランスを随時チェックできる

この治療のもう一つの大きな特徴は、治療と併行して白血球の数や比率をチェックする点です。顆粒球とリンパ球の比率を調べることで、交感神経の緊張がどれくらい解消したかを推し量ることができます。

目標とするリンパ球の実数は、およそ二〇〇〇個／mm^3くらいです。この数値に近づくにつれ、患者さんの体調は好転していきます。食欲が戻ったり、体が軽くなった、手足が温かい、気分が明るい、倦怠感《けんたいかん》がなくなったなど、体調が上向きになるサインがたくさん出てくるようになり、体内ではガンの自然退縮が始まります。

治療が簡便なので、患者さんが気軽に受けられるというのもこの治療のメリットです。現在、この自律神経免疫療法を積極的に取り入れる医師が、徐々にですが増えています。

●BAK療法の特色

BAK療法の特色は、①リンパ球を補い、免疫力を増強する助けとなる、②副作用の心配がない、などがあげられます。

海老名先生が注目したγδ《ガンマデルタ》T細胞（三六ページの図参照）というのは、リンパ球の中でも進化の古いもので、異常自己細胞（三六ページの図参照）への攻撃力が優れています。この細胞が培養《ばいよう》によって、さらに強力なキラー活性（ガンを殺す働き）をもち、ガンを一網打尽にすることができるのです。自力でリンパ球を増やすことが理想なのですが、このような方法で免疫力を上げるのも、選択肢として考えていいのではないでしょうか。

一般に免疫療法は副作用がないかのような印象がありますが、治療によっては抗ガン剤治療のような副作用をもたらすものもあります。その点、BAK療法には副作用がないので安心です。

それでは福田、海老名両先生に、それぞれの治療をお話ししていただきましょう。

自律神経免疫療法でガンは治せる

昌平クリニック・福田医院医師　福田　稔

●ガンは治しやすい病気

自律神経と白血球のかかわりを明らかにした「福田―安保理論」（二一一ページ参照）が誕生して以来、私は難病といわれるガンに対しても、悲壮感を抱くことなく立ち向かえるようになり、自信をもって「ガンは治しやすい病気だよ」と言えるようになりました。

ガンに限らず、すべての「病気が起こるしくみ」と「病気が治るしくみ」は共通しています。すなわち持続的な交感神経の緊張が引き起こす「血流障害」と「顆粒球増多による組織破壊」が万病を引き起こすのであり、病気を治すには、もう一方の自律神経である副交感神経を刺激して血流を改善し、リンパ球を増やすことが大切なのです（三五ページの図参照）。

このしくみがわかってから、ガンは非常に治しやすい病気になりました。治療の時間はかかりますが、ガンも腰痛やウオノメのようにいずれは治っていくものなのです。

そもそもガンが難病になってしまったのは、ガンに責任があるのではなく、従来のガン治療に問題があったのです。ガンの原因は、交感神経の緊張による免疫力の低下と血流障害です。従来の抗ガン剤治療、放射線治療、手術療法は、この原因を取り除くどころか、原因そのものを増やしてきたにすぎません。

ガンを急激に悪くする筆頭は抗ガン剤です。放射線治療も免疫をガタガタに低下させてしまいます。抗ガン剤や放射線治療、手術、抗生物質、ステロイド、鎮痛剤などをやたらに使わなければ、ガンはちょっとやそっとでは進行しません。

手術は早期ガンのファーストチョイス（第一次選択）とされていますが、私はお勧めできません。三〇年来、私は消化器外科に携《たずさ》わり、胃ガンの切除手術を行ってきましたが、治癒率《ちゆりつ》はちっとも上がりませんでした。進行ガンで助かる人は一〇％にも満たないのです。

治したいから切る。しかし切れば切るほど悪くなる。そうやっているうちに、私は手術に疑いを持つようになりました。悪いところを切っているのに、治せないなんて、これはなにかがおかしい……。長く外科治療の現場にいたからこそ、見えてきたものがたくさんあります。手術は血管を傷つけ、組織を痛めつけて患者さんから自然《しぜん》治癒力《ちゆりよく》（本来体が持っている病気を治そうとする力）を奪います。

ガン治療でやってはいけないのは、抗ガン剤治療と放射線治療、そして手術です。そしてやるべきことは、副交感神経を刺激して血液をどんどん流し、体内の老廃物《ろうはいぶつ》を捨ててしまうこと、リンパ球を増やしてガンと闘う力を強化すること。この二点です。

本稿でご紹介する「自律神経免疫療法」は、「福田―安保理論」に基づいて編み出された治療法であり、自律神経のバランスを整え、顆粒球とリンパ球の比率を正常にして、免疫力を回復させる作用に優れています。以下にこの治療法の特色をお話ししましょう。

自律神経免疫療法とはどんな治療なのか

●注射針やレーザーで治療点を刺激する

自律神経免疫療法は、注射針やレーザー、電子針などを用いて治療点を刺激します。これによって交感神経の緊張をおさえ、副交感神経を優位にする作用がありま

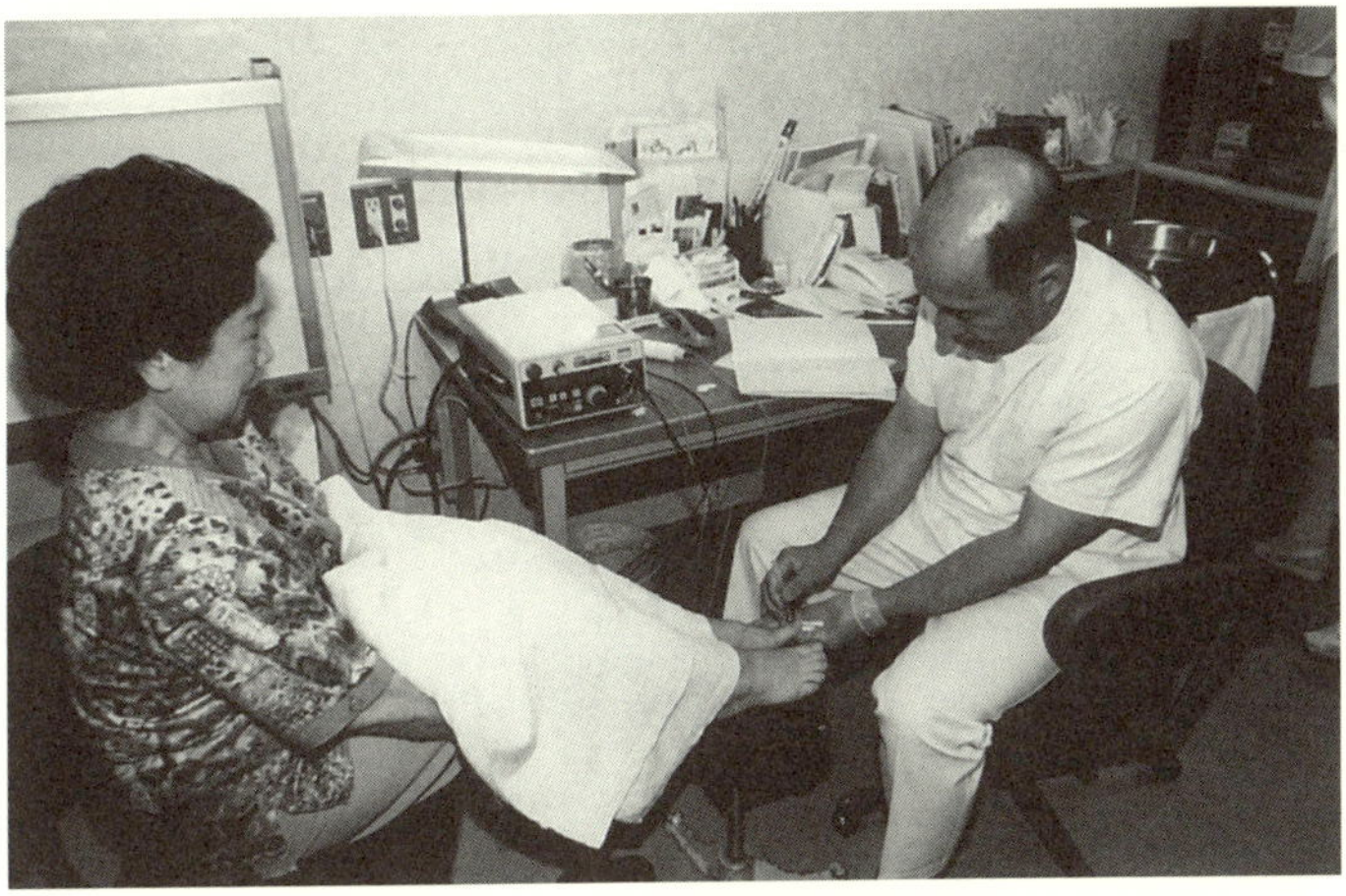

注射針による自律神経免疫療法

す。その結果、リンパ球が増え、血流がよくなって免疫力が高まります。患者さんの体を傷めつけることなく、体に本来備わった自然治癒力を回復させることで、ガンを撃退できるのです。

日本ではハリ治療や温灸治療、気功《きこう》など東洋医学の治療法が古くから親しまれていますが、自律神経免疫療法もこれらの療法の一つと思っていただいていいでしょう。

治療で用いる注射針やレーザー、電子針は、いずれも副交感神経を効果的に刺激する道具です。どれを用いるかは、病状や患者さんの希望を考慮したうえで決めます。

注射針とレーザーはそれぞれ個性があります。たとえていうなら注射針はハリ治療であり、レザーは温灸治療といえます。電子針は、両者の中間に位置づけることができます。

注射針は即効性があり、治療の切れ味はいいのですが、レーザーに比べるとやや持続性がありません。一方、レーザーは注射針ほど即効性はありませんが、効果の持続性はあります。

レーザーと電子針はともに刺激痛がさほどないので、子どもの治療に適しています。アトピー性皮膚炎の治療では、症状によっては長期の治療が必要になりますが、レーザーや電子針なら、「痛いからいや」と子どもに嫌われず治療を続けることができます。

またレーザーは注射針と異なり、健康保険の適用を受けられます。今後、レーザーを用いた自律神経免疫療法が普及すれば、誰でも近所の医院などで治療を受けられるようになるでしょう。

●患者さんの皮膚にひずみがある場所を刺激する

患者さんの体を観察すると、皮膚の表面に線やくぼみが見つかります。これは虚血《きょけつ》

（血管が収縮して血流が悪くなっている状態）やうっ血（静脈に血液がたまって、よどんでいる状態）によって、皮膚にひずみとして現れてくる変化です。私はこの線やくぼみを治療点として刺激します。

治療点は頭、顔面、頸部《けいぶ》、胸部、背部、腹部、腰部など、主に体の中心線に沿って分布し、線は血管に沿って走っていることが多いようです。

ガンの患者さんでは、体に無数の線が走っていることもあります。うっ血がひどい人は、線のところどころでブヨブヨした箇所があり、そこに強い圧痛《あっつう》（押すと感じる痛み）を感じるようです。たとえばひざ痛がある人は、皮膚がゆるんでいる箇所やくぼんでいる箇所を刺激することで、痛みがスッと消えることは珍しくありません。ガンによって、内臓が痛む場合もその痛みを解消する効果が得られます。

またストレスがたまっている人は、頭皮に赤っぽい線が走っており、指で触れると必ず圧痛があります。この頭部の線を刺激すると、患者さんは「頭がすっきりしました」「気分がよくなりました」「体が軽くなりました」などの感想をもらします。

注射針を刺したときに出る血液も、患者さんの体の状態を知るうえで大切な情報源です。針を刺すとわずかに出血しますが、このときの血液の流れ方、色、量、粘度か

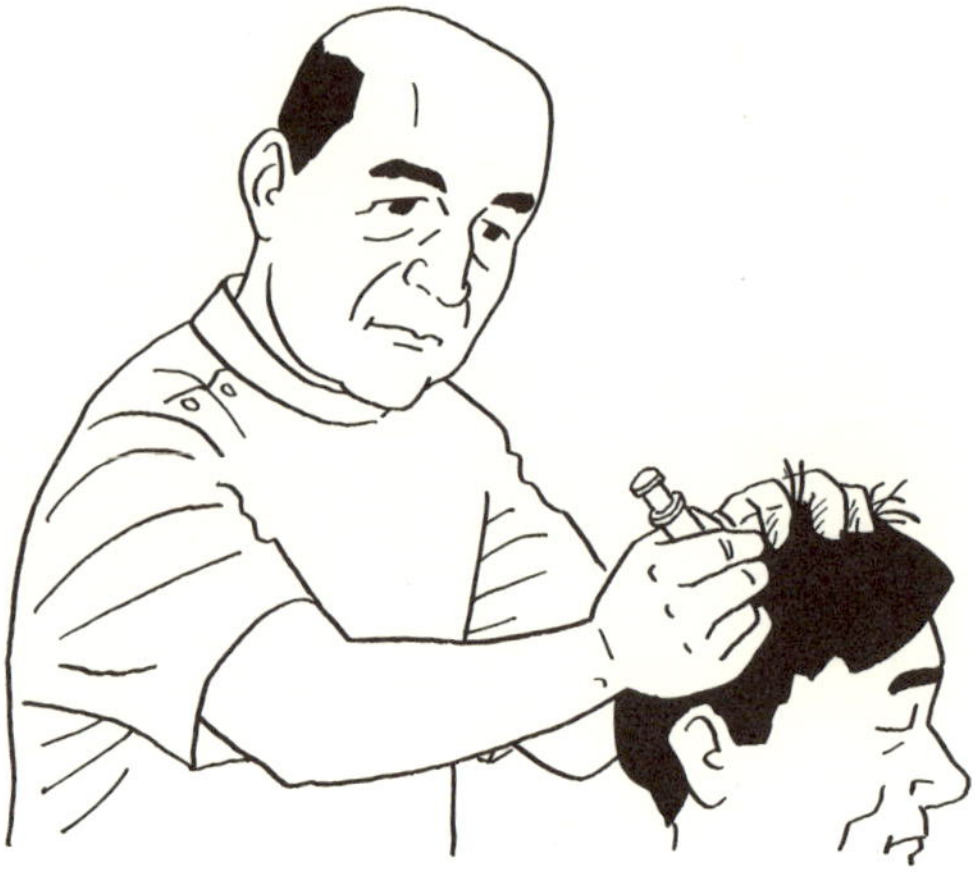

ストレスは頭にも赤い「線」として出る

ら、患者さんの体調を推し量ることができます。健康体の血液は、水のようにサラサラしており色もきれいな赤色です。針を刺すと、すぐに血液がポタポタと流れ出てきます。

ところが体調がすぐれないとか、何らかの病気がある人、働きすぎで疲れている人は、交感神経が緊張して血流障害が起こっているために、針を刺してもなかなか出血しません。また出血しても、血液の色がドス黒かったり、ドロドロとした粘りけを帯びています（五一ページの写真参照）。

治療を続けて白血球のバランスが整っていくと、血液の状態もいちじるしく改善されていきます。すなわちドロドロだった血液はサラサラになり、どす黒い色は、きれいな赤色に変化していきます。白血球のバランスとともに、血液の色、形状は健康状態を写す鏡といえましょう。

●リンパ球の比率と数を重視する

自律神経免疫療法では、白血球のバランスを非常に重視しています。そのため治療と併行して定期的に血液検査を行い、白血球のバランスを調べます。顆粒球とリンパ球の比率や数を常に把握することで、治療効果を随時判定できるからです。

第2章で紹介されているように、進行ガン（胃ガン）の患者さんの血液は、まさに顆粒球漬けであり、早期ガンの患者さんに比べてリンパ球の比率は目に見えて低くなっています（四九ページの図参照）。

このように患者さんの血液データには、ガンの勢いが如実に反映されます。顆粒球とリンパ球のバランスが理想的な数値に近づくにつれ、ガンが衰弱していく様も見て取ることができるのです。

白血球のチェックでは比率だけでなく、実数も重視します。たとえ白血球の比率が正常であっても、実数が必要絶対数に届いていていない人は、どこかに病気があります。

比率は正常になったのに、なかなか症状が改善しないというケースでは、リンパ球の実数が足りないという例が多くみられます。

白血球数は健康状態を示す目安になります。健康な人であれば、白血球は血液一㎣当たり五〇〇〇〜八〇〇〇個あり、白血球の比率は、顆粒球五四〜六〇％、リンパ球三五〜四一％です。

健康を維持できる理想的な白血球の実数は、顆粒球なら血液一㎣当たり三五〇〇〜三六〇〇個、リンパ球は二三〇〇〜二六〇〇個くらいです。リンパ球の下限は二〇〇〇個くらいで、この数を割ると免疫力が低下し病気にかかりやすくなります。

リンパ球は年齢によって変動し、若者ほど数が多くなり、中年以降は少なくなっていきますが、健康体であれば、二三〇〇〜二六〇〇個は保つことができます。

この健康体の数値に近づくと、ガンに限らずどのような病気でも目に見えて改善していきます。

●ガン治療でもリンパ球の数値が目安となる

臨床経験からいって、ガンを治すために必要なリンパ球の絶対数は、一八〇〇〜二〇〇〇個／㎣以上です。この二〇〇〇個／㎣という数字は実に正直な数字で、ここに患者さんが到達するとはっきりとガンがよくなっていくのがわかります。一八〇〇個／㎣を切っているうちは、ガンに対する抵抗力がまだ弱く病状も安定しません。

　しかし一八〇〇個／㎣以下でも、治療を続けていくうちに徐々にリンパ球は増えていくので、心配することはありません。一二〇〇個／㎣前後からでも、時間はかかりますが、リンパ球は増えていきます。

　治療が難航するのは、リンパ球が一〇〇〇個／㎣を切っている人です。抗ガン剤治療を受けた人は、四〇〇個／㎣や七〇〇個／㎣とリンパ球が落ちていることがあります。これをいかに増やしていくかは今後の課題です。

　私が常々口惜しさを感じるのは、早期ガンの人が手術や抗ガン剤治療、放射線治療に頼ることです。早期ガンの人は、全体の七割でリンパ球が二〇〇〇個／㎣を超えています。せっかくガンと闘う力を持ちながら、わざわざ免疫力を低下させる三大療法を受けてしまうのが、残念でならないのです。

　一方、早期ガンの人でも三割はリンパ球の数が二〇〇〇個／㎣を切っており、人によっては一五〇〇個／㎣以下の人もみられます。一五〇〇個／㎣を切った人が、手術や抗ガン剤（化学療法）、放射線治療を受けると、そのときはガンが治ったかのように見えますが、免疫力が低下しているので再発する確率が高くなります。

これらの点から考えて、早期ガンの人こそ三大療法を受けずに、自分の免疫力を高める治療を行うべきだと思います。ガンの早期発見はいいことだと思いますが、早期治療が誤ったものであれば、患者さんのためにはならないのです。

●リンパ球が多すぎるのもいけない

いくらリンパ球が大切だからといって、あればあるほどいいという単純な話でもありません。上限は三〇〇〇個／㎣程度です。これ以上リンパ球が増えるということは、副交感神経が過度に優位になっている状態です。静脈のうっ血が起こり、体内に発ガン物質や各種の毒素、老廃物がたまりやすくなります。これが組織に停滞《ていたい》すると、細胞が傷つき発ガンを促します。

患者さんの中には少数ではありますが、リンパ球が三〇〇〇個／㎣を超えた、「副交感神経緊張型のガン」がみられます。このリンパ球過剰タイプでは、自律神経を調整することで治療効果が現れやすく、ガンが治りやすいという特徴はあるようです。

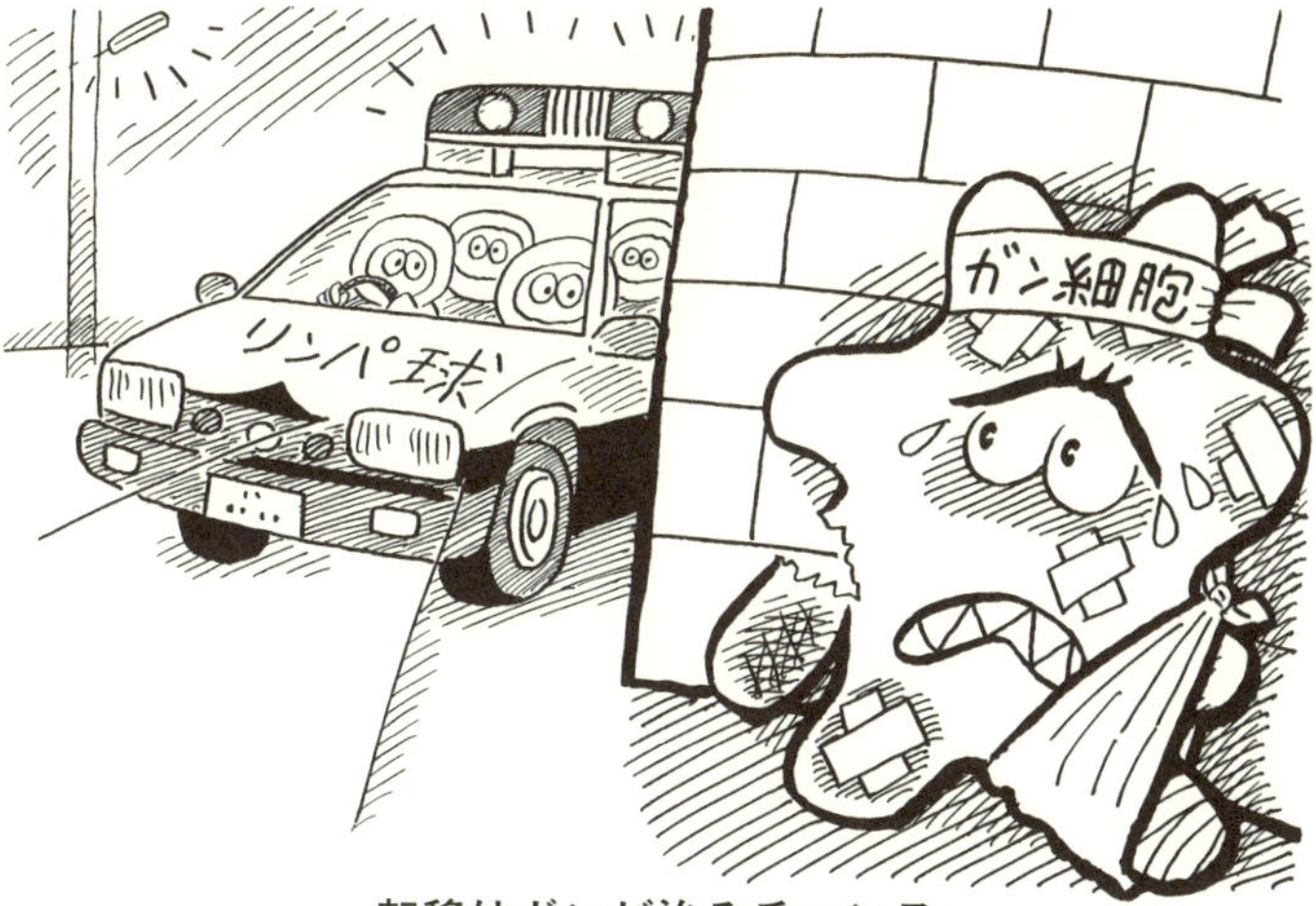

転移はガンが治るチャンス

自律神経免疫療法では、このように常にリンパ球の実数の推移を観察し、患者さんの免疫力をチェックしています。治療の手法はハリ治療に近似していますが、この点が従来の東洋医学の療法と大きく異なる点です。

●転移するガンは治りやすい

ガンはある程度大きくなってくると、血液やリンパ液に乗るか、組織に深くもぐり込んで、他の臓器に飛び火します。これを「転移《てんい》」といいます。一般に転移は非常に恐ろしいものと考えられ、「転移が起きたら、おしまい」と誰もが考えています。

またガン治療の専門家は、転移を避ける

ために臓器を大きく切り取ったり、抗ガン剤を雨あられと使って転移巣《てんいそう》を破壊しようとします。しかし私の臨床経験では、転移は体がガンを駆逐《くちく》するサインであり、決して忌《い》み嫌うものではないと考えています。

これは自律神経免疫療法を行っていることを前提にしたお話ですが、転移はガンが治るチャンスだといえます。なぜなら転移を起こしている患者さんの大半は、リンパ球の数が二〇〇〇個／㎣を超えています。

つまり、転移という現象は、ガンがリンパ球に攻撃されて負けそうになっている状態なのです。リンパ球の攻勢にさらされたガン細胞は、「このままでは、自分たちは負ける」と察知し、生き残りをかけて散り散りになって他の組織へ飛んでいきます。これが転移の本態です。

実際、患者さんの経過を追っていくと、転移した後からガンがよくなっていくのがはっきりと見て取れます。転移が起こったと思われる時期、患者さんは必ず三七〜三八℃の熱を出し、体がだるいと訴えます。このとき熱を下げないで治療を続けていくと、やがてガンが縮小したという例がたいへん多いのです。

なぜ、このようなことが起こるのでしょうか？

ガンが方々へ散らばったとき、副交感神経を刺激して血液をどんどん流し、リンパ球を活性化しておけば、散らばった先でリンパ球に攻撃され一網打尽にやっつけられてしまうからです。発熱や倦怠感はガンが悪化した兆候ではなく、リンパ球がガン細胞を破壊するために、組織に炎症《えんしょう》が起こって生じる症状と見るべきです。

したがってこのような症状が出たときは、恐れずに自律神経免疫療法を続けていけばいいのです。間違っても、熱を下げてはいけません。せっかくのリンパ球の攻撃力が落ちてしまいます。

私が「転移は治るチャンス」というのは、屁理屈《へりくつ》ではありません。臨床経験を通して患者さんの体が教えてくれたことです。交感神経に偏った自律神経を副交感神経側へ戻し、白血球のバランスを整えていくなら、転移はちっとも怖くありません。

●ストレスを捨てよう

私がみなさんに一つ申し上げておきたいのは、ここで述べた治療を続けながら、ご自分の心にたまったストレスもいっしょに捨ててほしいということです。ガンにかかるのは、何年にも渡って抱えてきたストレスが、交感神経の過緊張を招いたからです。

自律神経免疫療法は副交感神経を効果的に刺激する治療法ではありますが、治療を受けながら患者さんが悶々《もんもん》としていたり、カッカと腹を立てたりしているのでは、治療の足を引っ張ることになります。

人間関係のもめごとや借金問題など、すぐには解決しない悩みごとや心配ごとがある人は、このことをよく理解し、せめて気分転換をうまくはかる工夫をしましょう。私自身は、頭がストレスでもやもやしてきたときは、目の前の仕事をやめて、散歩に出かけたり軽い運動を行ったりするなどして、さっさと気分転換をはかるようにしています。

とくに体を動かすことは大切です。息が切れるような運動はいけませんが、体がポカポカ温まるような軽い運動は、心の葛藤《かっとう》を軽くする効果があります。目の前の苦しみとにらみ合いをするのはやめて、自分を楽にする方法を考えてみましょう。

ガンがよくなってくると、すぐに仕事の時間を増やしたり、夜更かしして遊び回る人がいます。あるいは、それまで棚上げしていた離婚や転職問題を、一気に片づけようとする人もいます。

病気の治りがけには、こうした無理をしてはいけません。まだ免疫力が安定しておらず、結果的にストレスが増えて治癒《ちゆ》をはばむ原因になります。仕事や遊びは、治ってからの楽しみにとっておくことです。面倒なことは、完治するまでほうっておきましょう。

自律神経免疫療法でのガン治療例

次に、自律神経免疫療法を受けた患者さんの症例を紹介します。三人の患者さんのうち、最後のお一人は長崎県の田島圭輔《たじまけいほ》先生（田島外科医院副院長）の患者さんです。まだ加療中のかたですが、あえて紹介させていただくのは、田島先生がこのように話してくれたからです。

「余命三ヵ月と言われた食道ガンのＫさんが、自律神経免疫療法で食欲が戻り、しかも復職したいという気力までわいてきました。同じような宣告を受けて苦しんでいる患者さんに、希望を分けてあげたいのです」

田島先生は目下、ガンの患者さんだけでなく、腰痛やひざ痛といった整形外科系の病気に対しても自律神経免疫療法を行っています。ＡＫＡ（関節運動学的アプローチ）という治療と併用すると、頑固な痛みがあまりに簡単に取れてしまい、消炎鎮《しょうえんちん》痛剤《つうざい》（痛み止め）の使用がゼロに近くなったということです。

乳ガン　I・Yさん（四十代後半・女性）　平成十二年二月初診

●ガンは直径八㎝近くまで成長していた

Yさんは平成十一年の暮れに、たまたま入浴中に右乳房のしこりに気づきました。年明けに病院で検査を受け、乳ガンと診断されました。ガンは右乳房のほぼ中央にあり、直径八㎝近くまで成長していました。

Yさんは当初、ガンの恐怖でパニックになり、一刻も早くガンを取ってしまいたいと思い、右乳房の全切除手術を受ける予定でした。ところが手術の直前にカゼをひいてしまい、カゼが治るまで自宅で待機することになりました。この休養がきっかけになってYさんは落ち着きを取り戻し、手術を受けずに治す方法を考えるようになり、自律神経免疫療法を希望して来院されました。

平成十二年二月の血液検査の結果は次のとおりです。

白血球数　　五四〇〇個／㎣
リンパ球　　二九％（一五六六個）

リンパ球は二〇〇〇個／㎣以上あるのが望ましいので、Yさんは少なめでした。それまでのYさんの生活ぶりを聞くと、性格的になんでも完璧にこなさないと気がすまないので、同僚や部下がきっちり仕事をしないことなどで、しばしばイライラしていました。こうした職場のストレスが四十代前半から続き、相応の交感神経緊張状態にあったようです。リンパ球が少ないのもストレスが影響しているものと思われます。

Yさんは週に二回のペースで通院し、針とレーザーによる治療を続けました。治療を始めたころは、Yさんは仕事で疲れると乳房の内側が痛むと訴えていました。「まるで千枚通しで刺されるような、ビリビリとした鋭い痛み」が、右乳房からわきの下まで走っていたようですが、その痛みは治療開始半年過ぎから徐々に軽くなっていきました。

治療を開始してしばらくすると、Yさんの左の乳房にピンポン球大のしこりができました。前の主治医からは、左にも転移する可能性はあると言われていたので、この新しいしこりは転移したガンの可能性がありますが、結局、二回の治療で完全に消えてしまいました。

●ガンが縮小してやわらかくなった

ガンの大きさは初診時の測定では四cm×七・五cmでしたが、約一年半後の平成十三年六月には、三cm×四cmまで縮小しました。興味深いのは、ガンは小さくなると同時に、触ったときの感触が非常にやわらかくなったことです。

ガンが縮小したころの、血液検査の結果は次のとおりで、いくぶんリンパ球は増えていますが、まだ目標の二〇〇〇個／㎣には達していません。

平成十三年六月の数値は次のとおりです。

白血球数　五一〇〇個／㎣

リンパ球　三五％（一七八五個）

その後、私が健康を損ねて診療を三ヵ月ほど休止し、平成十三年九月から治療を再開しました。治療を休んでいる間に、腫瘍《しゆよう》はやや大きく硬くなって痛みも再発しました。しかし治療再開五ヵ月後の平成十四年二月には、ガンの痛みは消失し、同年三月にはガンは五cm×三cmまで縮小しました。腫瘍にはひびが入っており、バラバラに分裂する兆候が見て取れます。またガンは非常にやわらかくなりました。平成十四年三月の血液検査の結果は、次のとおりです。

白血球数　四六〇〇個／㎣

リンパ球　四〇％（一八四〇個）

リンパ球はじりじりと上がってきており、ガンの大きさ、硬さから見て、あと一年ほどでＹさんのガンは消失するものと予測しています。ご本人も非常に元気で、仕事も続けています。「手術をしなくて本当によかった」と、ご自分の選択に納得されています。

胃ガン　Ｍ・Ａさん（四十八歳・男性）　平成十一年五月二十五日初診

●胃ガンは初期で大きさは四㎝大

当時四十五歳のＡさんは、平成十一年四月ごろから、胃に不快感を感じるようになりました。その年の五月、人間ドックでレントゲン検査を受けたところ胃にポリープがあり、八割くらいの確率で胃ガンの疑いがあると診断されました。

Aさんは医師から手術を勧められましたが、実父が胃ガン手術後、具合の悪いまま亡くなったという経験があることから、手術を受けることに迷いがありました。

そこでAさんは内視鏡《ないしきょう》による詳しい検査を受け、その結果が出るまでの三週間だけでも、試みに自律神経免疫療法を受けることにしたのです。ここでなんらかの効果が得られれば、手術を中止するつもりでいたようです。

平成十一年五月の初診の治療では、Aさんの体にハリを打っても、ほとんど出血しませんでした。わずかににじみ出る血液は、どす黒くドロリとしたものです。こうした血液は全身の血流が悪くなり、体が冷えているときに見られるものです。実際、Aさんも「手足が冷たくてしかたない」と訴えていました。

人間ドックで行った血液検査では、白血球の総数が四〇〇〇個／㎣、その前年の検査でも三九〇〇個／㎣と極端に数が少なくなっています。この数値から長期にわたってリンパ球数も少なくなっていたと推測されます。

治療後に行った血液検査の結果は次のとおりで、ハリ刺激によってリンパ球が増えたものと思われます。

白血球数　　五六〇〇個／㎣

リンパ球　　四七％（二六三二個）

六月十日、内視鏡検査の結果は、胃ガンは初期でガンの大きさは四㎝大と判明しました。ただしポリープは内視鏡の検査時に、胃の粘膜《ねんまく》からもぎ取れて消失しています。

三週間の自律神経免疫療法の治療でAさんは食欲が戻り、体調が非常によくなっていることを自覚できるようになりました。その後も週二回の通院を続けました。治療開始後一ヵ月で行った二回目の内視鏡検査では、直径四㎝だったガンが二㎝弱に縮小していました。

この結果を裏付けるように六月十一日の血液検査では、リンパ球も増えています。

白血球数　六〇〇〇個／㎣

リンパ球　四八％（二八八〇個）

●ガンがすっかり消えていた

その後もAさんの体調はよく、体重も四㎏ほど増え、ガンとわかる以前の体重に戻りました。二回目の内視鏡検査を終えたあたりから、ハリを刺すと赤色のサラサラとした血液が出るようになり、倦怠感や体の冷えが解消しました。

平成十一年八月下旬、三回目の内視鏡検査を行ったところ、ガンは一cm大に縮小していました。自律神経免疫療法の効果が実感できたAさんは、先延ばしにしていた手術を断り、ハリのみの治療に専念することを決めました。

ガンの発病から四ヵ月ほどたった十二月、Aさんは近所の内科の病院へ行き四回目の内視鏡検査を受けました。手術を断った際、前の主治医から「このような治療で治るはずがない」と言われたAさんは、本当に自分のガンが消えているかどうか、事情を知らない第三者に診断してもらおうと考えたのです。

内科医には、「胃の調子が悪い」とだけ言って、内視鏡の検査を受けました。結果は、胃の粘膜には何も異常はなく、胃潰瘍が治った跡があるということでした。ガンは消えていたのです。

八月当時の白血球数は次の通りです。

白血球数　六三〇〇個／mm³

リンパ球　四三％（二七〇九個）

平成十二年三月に受けた五度目の内視鏡検査の結果も「異常なし」でした。Aさんは胃カメラを飲むのがつらいということで、検査はこれ以降受けていませんが、現在まで体調はよく通常の生活を送っています。

●リンパ球の数は体調や疲労を反映する

ガンの治療を通してAさんはそれまでの生活のあり方を見直し、あまり仕事で無理をしないように心がけるようになりました。ガンにかかった数年前から、Aさんは会社から独立するために資金のやりくりに奔走《ほんそう》する日々を送っていました。

Aさんは当時を振り返り、東奔西走していたその時期にガンを招いたのではないかと、述懐されています。現に今でも仕事で少し無理をすると胸やけがしたり、胃が重くなったりという症状が出るようです。

リンパ球の数は、その人の体調や疲労度をストレートに反映します。たとえば平成十四年二月の血液検査の結果では、白血球数は五七〇〇個／㎣、リンパ球は三五・五％（二〇二三個）ですが、一ヵ月後の三月では、白血球数は五三〇〇個／㎣、リンパ球は二五％（一三二五個）まで落ち込んでいます。

Aさんの話では、リンパ球が減っているときは、その前の週に決まって仕事で無理をしているのだそうです。

こうしてリンパ球の数値を常にチェックするようになってから、Aさんは体がとことん消耗《しょうもう》しないように気をつけるようになりました。できるかぎり仕事をセーブし、趣味のテニスで汗を流すようにしています。

私が勧めた乾布摩擦も三年間、毎日欠かさず行っているようです。乾布摩擦には全身の血流を促す作用があるので、体調管理には非常に役立ちます。Aさんも「これのおかげでいつも体がポカポカと温かいです」と言っています。

ガンはその人の弱点を狙ってやってきます。Aさんのように体調と相談しながら生活することが、ガンにつけ入られないコツといえましょう。

進行性食道ガン　E・Kさん（四十代後半・男性）　平成十四年三月十八日初診

●抗ガン剤を使わなければ「余命三ヵ月」

平成十四年二月、Kさんは人間ドックの検査で、食道ガンの疑いがあるとされ、三月に精密検査を受けました。その結果、食道と胃の接合部粘膜に隆起《りゅうき》したガンが見つかり、肝臓と肺にも転移していることがわかりました。診断は進行性食道ガンの末期でした。

Ｋさんを診察した医師は、Ｋさんの家族に次のように言ったそうです。

●これから抗ガン剤治療をすぐに始めたとすると、三〇～四〇％の確率で余命を半年～一年に延ばすことができる。

●なにも手を打たない場合は、余命三ヵ月である。

Ｋさんの家族はたいへんびっくりし、これをご本人に伝えました。Ｋさんは抗ガン剤治療の副作用はとてもつらいものだと知っていました。また、たとえ抗ガン剤治療を受けたとしても、確実に余命が延びるかどうかは非常に不確かなので、抗ガン剤治療は断ってしまいました。

●会社への復帰を望むまでに回復した

そして福田稔先生のガンに関する本を読まれて、免疫を上げる自律神経免疫療法に賭《か》けてみようと思い、私の医院（田島外科医院）を訪ねてこられました。初診時のＫさんは、余命三ヵ月と言われているにもかかわらず、たいへん落ち着いていました。顔の表情は暗いのですが、この治療に賭けてみたいという強い決意が感じられました。

自覚症状としては、左脇腹の痛み、胃を押さえたときの圧痛《あっつう》（押すと感じる痛み）、呼吸をするのがつらいなどがありました。食欲がないために、三月だけで体重が三kg減ったということでした。

初診時の血液検査の結果は次のとおりです。

白血球数　八〇三〇個／㎣

リンパ球　二四・八％（一九九一個）

リンパ球が比較的多いので、私は、このガンはさほど悲観することはないのでは、と思いました。治療は注射針を用いて頭、上半身、胃の周辺を刺激しました。週に一度の通院で治療を続けたところ、五回目（四月一日）の治療で、Kさんは「呼吸が楽になりました」と言います。

それまでは深呼吸をしないと息が吸えなかったのに、普通の呼吸で空気が入って来るようになった、と言うのです。また、左脇腹の痛みが非常に軽くなったとも言っていました。

この日に行った血液検査は次のとおりです。とくに変化は見られませんでした。

白血球数　八三七〇個／㎣

リンパ球　　二三・五％（一九六六個）
四月八日の六回目の治療では、胃の圧痛がだいぶやわらぎ、左脇腹の痛みも消失しました。この三日ほど前から、急に食欲が出てきて、食べ物がおいしく感じられるという変化もありました。ご本人も驚くほど体調がよくなったため、Ｋさんは一ヵ月休んでいた会社にまた復帰したいとも言っています。
まだ治療が始まったばかりですが、Ｋさんの顔の表情はとても晴れ晴れとしており、治療中もニコニコと笑みがこぼれるようになりました。治療を行った感触では、時間はかかってもＫさんのガンはよくなるという希望が持てます。たとえ末期ガンでも、決してあきらめることはないと思います。

ガンとの共生を可能にしたＢＡＫ療法

宮城県立がんセンター研究所免疫学部長　海老名卓三郎

●三大療法の問題点

ＢＡＫ療法は免疫療法の一種で、体の免疫力を上げてガンを自然退縮させる治療法

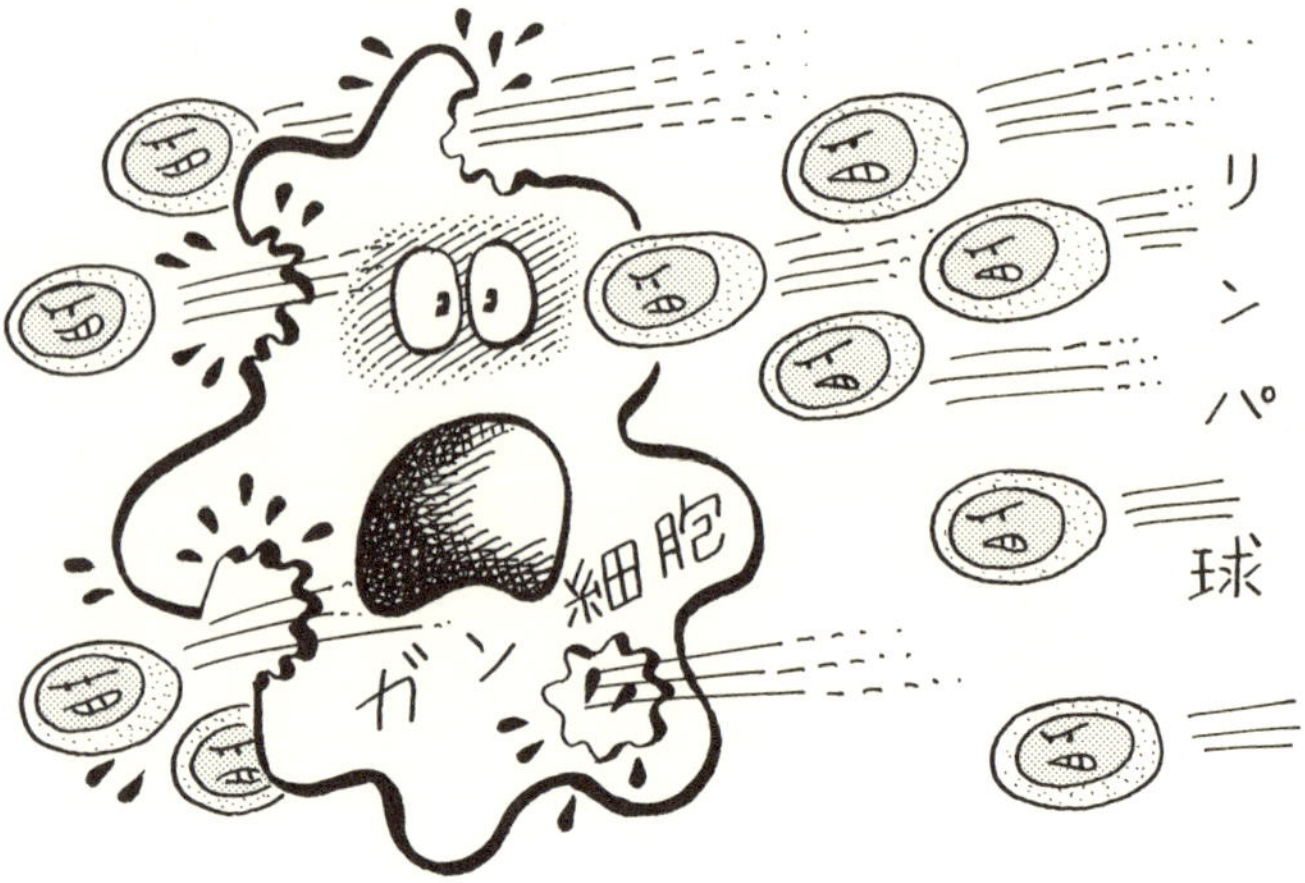

60億個のリンパ球がガン細胞を殺す

です。患者さんの血液から採り出したリンパ球に、三種類の生物製剤（BRM＝biological response modifier＝生体の防御反応を調整する働きのある物質）を加えて二週間培養《ばいよう》し、活性化して増えたリンパ球六〇億個を患者さんの血液中に点滴で戻します。

こうして強力なキラー活性（ガンを殺す働き）をもった大量のリンパ球を、患者さんの体に戻し入れることで、生体のガンに対する攻撃力が高まり、ガン細胞を殺すことができます。ＢＡＫ療法は、BRM の〝B〟、活性化キラー細胞（Activated Killer）の頭文字〝A〟と〝K〟を取って名付けました。

私がこの治療法を考案したのは、従来の

ガン治療はさまざまな副作用をもたらし、これが患者さんにたいへんな苦痛を強いていることを痛感しているからです。患者さんの心と体にやさしい治療はないか？　そう願って、ＢＡＫ療法を編み出しました。

ＢＡＫ療法について詳しく知りたいかたは、拙著『がんと共生しよう——二十一世紀の医学・統合医学のすすめ』（近代文芸社）をご参照ください。

では、従来のガン治療には、どのような問題点があるのでしょうか？

「手術療法」

ガンが早期で原発巣《げんぱつそう》にとどまっているケースでは、手術も有効といえます。しかし、すでに目に見えない転移《てんい》がある場合に手術を行ってしまうと、転移巣が急激に広がり、かえって死期を早めてしまうことがあります。手術の適用は、十分に考える必要があります。

「抗ガン剤治療」と「放射線治療」

肉眼でも確かめられる転移が見つかった場合、通常は抗ガン剤治療と放射線治療を行うことになります。両者はガン細胞を殺傷するとともに、分裂途中の正常細胞も殺してしまいます。ことに活発に分裂する骨髄細胞《こつずいさいぼう》を殺してしまうため、免疫力の低下を招くことになります。

ことに抗ガン剤の毒性は深刻です。厚生労働省で認めている抗ガン剤のうち、ガン細胞を殺したり、増殖をおさえたりする「有効率」は、わずか三〇%です。残りの七〇%は、白血球《はっけっきゅう》の減少、食欲不振、悪心《おしん》、血小板《けっしょうばん》減少、胃腸障害、脱毛、全身倦怠《ぜんしんけんたい》などの副作用です。これでは、主作用と副作用が逆転しています。

抗ガン剤の効能は、「副作用として、三〇%の人にガンを縮小させることもある」と見るべきです。しかも「その縮小は、命と引き替えである」と。ガンは治っても、患者さんは寝たきりになり、命を縮めてしまう。これが抗ガン剤治療の現実です。

これまでの西洋医学は、病気だけを一生懸命とらえ、ガンならガンだけを治そうとしてきました。そのために抗ガン剤をせっせと使ってきたわけです。しかし、これは患者さんの心になんらの配慮もしていない治療です。

たとえガンを抱えていても、患者さんが生きている間の生活の質を高め、ご本人が好きなことをして人生をまっとうできるようにお手伝いをする。それこそが医師が行うべき治療の姿だと思います。

私が目指す治療は、①副作用がいっさいなく、②患者さんのＱＯＬ（生活の質）を良好に保ち（寝たきりにならず、自分がやりたいことがやれる生活）、③延命効果が期待できる心と体にやさしい治療です。BAK療法はこの三点を実現しました。

BAK療法の特徴

ここでBAK療法の特徴をあげておきましょう。

①副作用がない

はじめに述べたように、BAK療法は免疫療法の一つです。免疫療法というのは、白血球などの免疫担当細胞やサイトカイン（主に免疫細胞の情報の伝達に使われる物質）、抗体（二一九ページ参照）などを活性化する物質を用いて免疫能（病気に抵抗する力）を高め、目標とするガン細胞を破壊するように導く治療法です。

免疫療法は体にやさしく、しかも抗ガン剤治療のような効果を得られるというので、一時たいへんもてはやされた時期がありました。

しかし、その後副作用があることが判明したり、実はそれほど効果がない、効果があっても判定が難しいなどの理由から、専門家の免疫療法への関心は薄れていきました。

そんな中で、現在も広く行われている免疫療法に「CTL療法」があります。これは、患者さんのキラーT細胞（四〇ページ参照）を取り出し、ここにガン細胞を加えてガンを認識する勉強をさせてから、患者さんの血液にリンパ球を戻すという治療法です。ガンへの攻撃力が高まる治療法と考えられています。

ところがキラーT細胞にも弱点があります。それは、キラーT細胞はHLA（ヒト白血球抗原：白血球の膜を作っているたんぱく質）の型が自分と合ったガン細胞しか殺せないということ、HLAが合った細胞は、それが正常細胞であっても殺してしまうということがわかったのです。

一方、私たちが考案したBAK療法には、このような副作用はありません。BRMを加えて培養したリンパ球は、HLAの型にとらわれず、出会ったガン細胞を殺すことができます。また自分の正常細胞を攻撃することもありません。

②強力なキラー活性がある

BAK療法で培養されるのは、おもにNK細胞（三七ページ参照）とγδ《ガンマデルタ》T細胞（三七ページ参照）と呼ばれるリンパ球です。これらはキラーT細胞と異なり、HLAの型に関係なくガン細胞を殺す能力があります。加えて、培養されたリンパ球の多くは、表面にＣＤ56という印が細胞についています。

このＣＤ56という印を持った細胞は、ガンの殺傷能力に優れていることがわかっています。ＮＫ細胞はガンの狙撃手として有名ですが、〝ＣＤ56印〟のついたＮＫ細胞は、その力がさらに増大していると考えていいでしょう。

ＣＤ56印を持った細胞は多機能細胞とも呼ばれ、ホルモンの分泌にかかわる細胞や脳神経細胞にもなる細胞です。ＢＡＫ療法を受けた患者さんが治療後、一〜二週間は「非常に気分がいい」というのも、ＣＤ56印の細胞がガン細胞を殺すだけでなく、鎮痛・鎮静効果をもたらす脳内ホルモン・エンドルフィンの産生をしているからではないかと考えられます。

③延命効果が高い

ＢＡＫ療法を実際に行ってみると、私が予測していた以上の延命効果や治療効果が現れ、考案者の私自身が日々、驚きの連続という状態です。

たとえば「ステージ４」といえば末期ガンですから、何もしなければ半年で亡くなるのが通例でした。ところがＢＡＫ療法を受けた患者さんは、外来に通える元気をもちながら、少なくとも一年以上、平均二年は延命することができます。

これまでにステージ4の患者さんを全部で三二人治療しています。この人たちは、原発巣《げんぱつそう》を手術で切除後に転移再発し、もう手のほどこしようがないという患者さんです。この人たちが元気に一年以上、暮らすことができました。

さらに、転移が局所のリンパ節に起こって手術不能のステージ3の肺ガンの患者さん三名、手術後の転移を恐れて治療を受けているステージ2の八名の患者さんは、全員元気に暮らしています。

④肺ガンに著効

BAK療法では、とくに反応が悪いガンというのは今のところはわかっていません。反対に非常に反応がいいとわかっているのは、肺ガンです。肺ガンというのは、胃ガンを抜いて日本でどんどん増えています。治療が難しく、五年生存率（八二ページ参照）も非常に悪く、現在の化学療法（抗ガン剤）での延命は平均六ヵ月という、やっかいなガンです。

BAK療法を受けた三人の肺ガンの患者さんは、「ステージ3B」といわれる段階にあります。この人たちは、ガンが気道《きどう》（気管や気管支など、呼吸のための空気の通り道）付近に転移しているために手術ができないというので、この治療を希望されました。現在のところ、三名のうち二人はガンが完全に消えて、一人はガンが変わらない状態で一年以上元気に暮らしておられます。

通常であれば、三名とも六ヵ月くらいで亡くなる病状なので、これには私もたいへん驚いています。ガンが消えたスピードも速く、二人ともに二〜三回の投与、つまり二〜三ヵ月でガンが消えているのです。この人たちは治療を開始してもうすぐ三年がたちますが、念のため五年まで経過観察をする予定です。

BAK療法がとくに肺ガンに効く理由を、私は次のように考えています。点滴でリンパ球を戻した際、リンパ球が混ざった血液は心臓を通過していちばん最初に肺に到達します。このことが肺ガンへの攻撃に役立っているのではないかと思うのです。

腎臓ガンが肺に転移した患者さんも三名いますが、ガンが完全に消えて三年が経過しています。これらの症例から腎臓ガンにも、BAK療法が効果があるという感触を得ています。

その他、血管肉腫《にくしゅ》、子宮肉腫も治療が難しいとされていますが、現在までに血管肉腫の患者さんは三年以上、子宮肉腫のかたは二年以上元気で暮らしています。

⑤血液のガンは不可

現在のところ血液のガン、B型肝炎、C型肝炎による肝臓ガンの患者さんには、治療を行っていません。BAK療法では末梢血《まつしようけつ》（腕の血管などから採血した血液）を使いますが、血液中にガン細胞やウイルスが混ざっている可能性があるからです。この問題がクリアできるようなら、将来は血液のガンにも適用したいと考えています。

BAK療法の実際

①治療のやり方

リンパ球の寿命はおよそ二週間です。そこで、一ヵ月に一度の間隔で新たにリンパ球を補うことになります。

患者さんには、月に二回来ていただきます。一回目は二〇ccの血液を採取するだけです。ここで得た血液中のリンパ球約三〇〇〇万個を、二週間かけて六〇億個に増やし、点滴で患者さんに戻します。点滴の時間は約一時間です。

二週間たったら、また採血に来ていただき、さらに二週間後に点滴でリンパ球を入れるというサイクルになります。

BAK療法の治療のサイクル

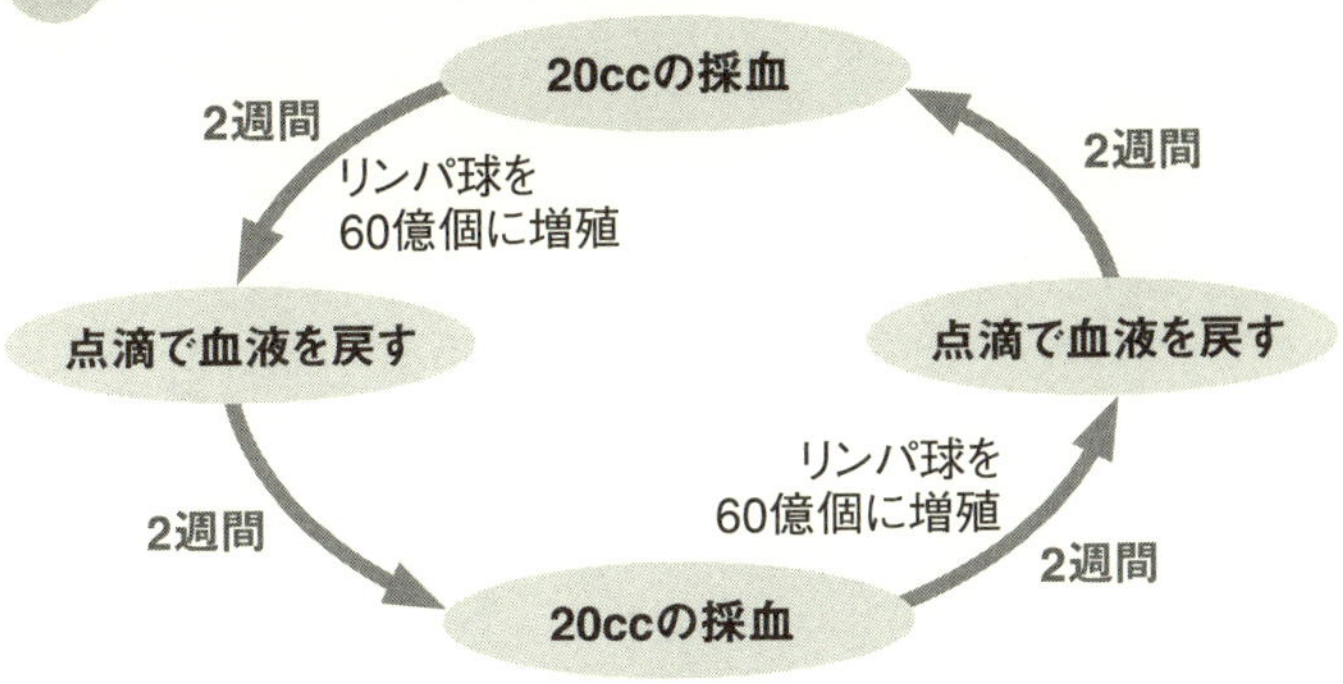

②続ける期間

一クールを四回投与とし、最低一クールの治療を行い、五年間続けるのが理想です。ただし、投与間隔を一ヵ月から二〜三ヵ月と徐々にあけていくことはできます。ガンの再発予防の見張り番として、リンパ球を入れていきます。

③受けられる年齢

副作用などの心配がないので、子どもでも治療はできます。現在、十五〜八十歳の患者さんが治療を受けています。

④治療効果の判定

免疫療法の弱点として、治療効果をはかる物差しが見つけにくいということがありました。そこで、私たちは患者さんのＱＯＬを測定するための物差しとして、フェーススケールを用いています

質問　現在の〝気分〟に相当する顔の番号に◯をつけて下さい。

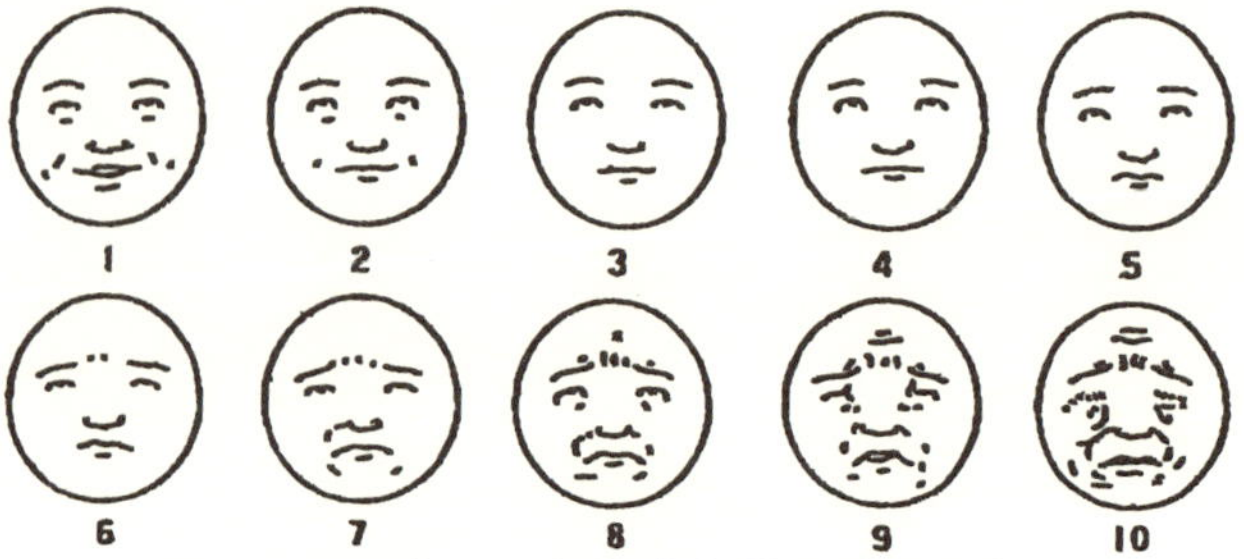

フェーススケールは治療効果判定の物差し

（上の図参照）。

毎回、治療を行う際に、このフェーススケールを見ていただき、「今の気分はどの顔ですか？」と、患者さんに聞きます。この顔が笑い顔のほうへ移動すれば、効果があったと判定しています。

もう一つの評価のしかたとして、今まで「不変」（腫瘍の大きさ）は、効果なしと言われていましたが、少なくとも六ヵ月以上不変である場合は、これを長期不変として「効果あり」と判定しています。患者さんが苦もなく、ガンと共生しているわけですから治療効果があったと見なすべきです。

長期不変の患者さんを含めたＢＡＫ療法の有効率は七五％です。はじめにお話しした抗ガン剤治療は、副作用を伴いながら効果が三〇％です。ＢＡＫ療法が患者さんの心と体にそった治療法であると言えると思います。

⑤受ける時期

ＢＡＫ療法は早期に受けるほど効果が高くなります。まだ例はありませんが、初期の患者さんが「手術をしないで、この治療法を受けたい」と希望するなら、それも可能だと思います。

⑥他の治療との併用

リンパ球が破壊されてしまうため、抗ガン剤や放射線治療との併用はできません。手術後、再発予防に受けるのであれば問題はありません。

●ガンとわかったら「ストレス発散法」を見つける

ＢＡＫ療法はガンを攻撃する優れた免疫療法ですが、こうした治療だけに頼るのではなく、ふだんからガンを予防したり、ガンを悪化させたりしない生活を送ることも非常に大切です。

たくさんの患者さんに接していて思うことは、ガンはストレスが影響して起こると

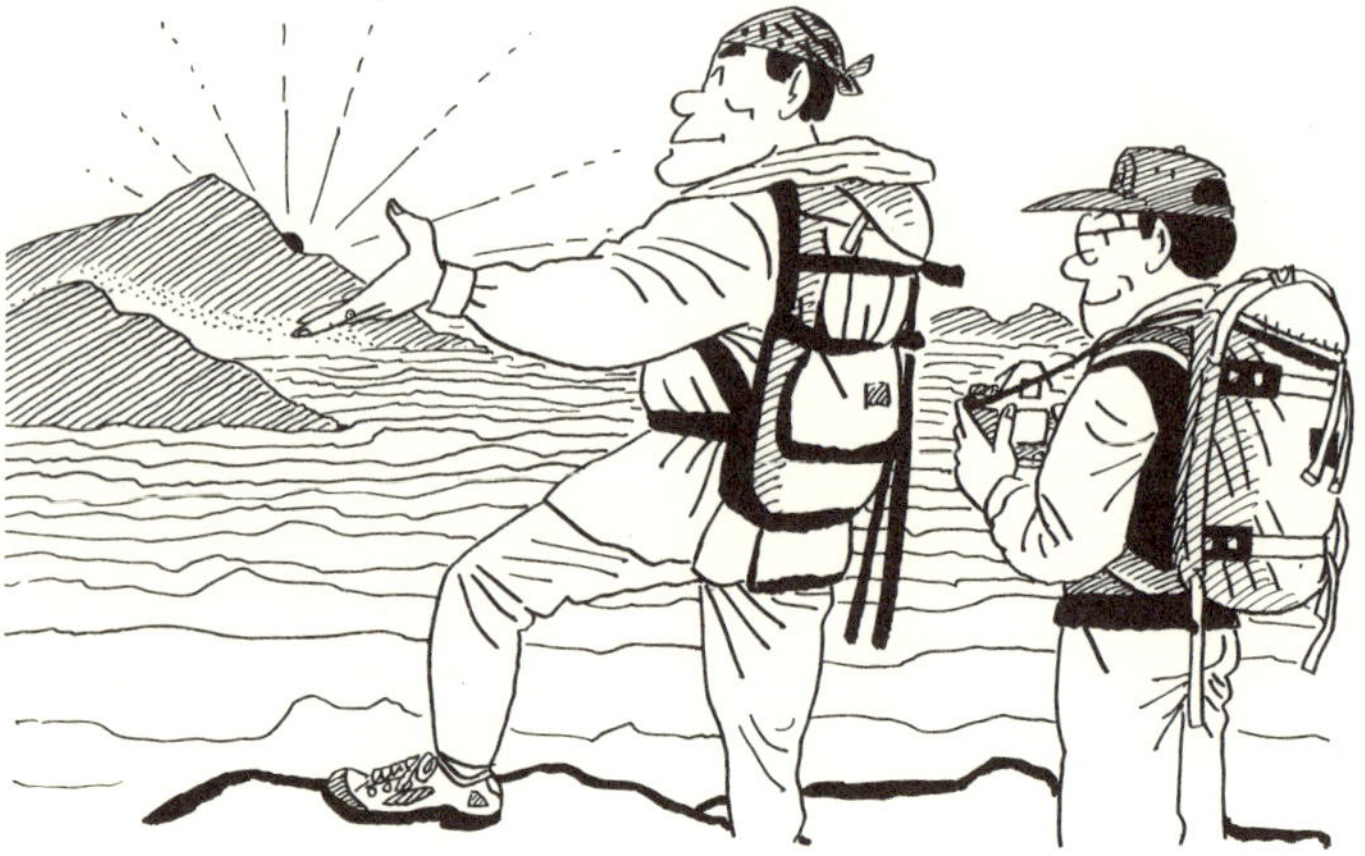

自分の好きなことをやって免疫を高める

いうことです。ガンは細胞の増殖にかかわる複数の遺伝子が突然変異をきたして起こる病気ですが、ストレスは遺伝子を傷つける確率を高めると私は思います。

つらいこと、いやなことがあれば、カゼをひきやすくなるのは、ストレスで免疫が落ちてしまうからです。そのような意味で、ガンを防ぐにも治すにもストレスをためないことが大切です。

また、ガンにかかったら自分の性格に合ったストレス発散法を見つけて、できるだけ気を休める工夫をしましょう。カラオケが好きなら、気がすむまで歌います。俳句を作るのが趣味なら、自費出版の本を作るのも楽しいのではないでしょうか。

自分が好きなことをやっているときはNK細胞の働きが高まります。ガンが発生しても、リンパ球がそれをやっつけてくれるのです。ガンと共生するためには、自分の好きなことを行うことが大切です。

私自身が外来で気をつけているのは、できるだけ患者さんの話を聞くことです。どの患者さんも、その前の病院で心身ともにまいってしまうようなダメージを受け、医師不信に陥《おちい》っています。その不信感がガンを悪い方向へ持っていってしまうのです。

私がとことん患者さんの話を聞くと、みなさん気が晴れるらしく、ただおしゃべりをしているだけなのに、「なんだか、ガンが治ったような気がします」と言ってくれます。ガンは気から起こる、とつくづく思います。

では、次にBAK療法を受けられた患者さんの例をご紹介しておきましょう。

BAK療法が効果を現した実際例

●ガンが完全に消失した例

扁平上皮《へんぺいじょうひ》ガン（手術不能のステージ3B）　六十代前半・男性　平成十年六月初診

この男性は右肺入口の上部にガンがあるとわかったときには、リンパ節にも転移しており、手術不能ということで放射線治療を受けました。しかし完全にガンが消えないため、当センターに来院されました。

初診での全身状態はよく、痛みなどの症状はなく、食欲もありました。ただ、ぜんそく様のセキは頻繁《ひんぱん》に出ていました。精神的な落ち込みはひどく、ワラにもすがる思いとおっしゃっていました。

BAK療法を行ったところ、一ヵ月後には、原発巣《げんぱつそう》、転移巣《てんいそう》ともにガンは消失しました。腫瘍マーカーであるIAPは当初四二〇μg/mℓありましたが、一ヵ月後には正常値の三三〇μg/mℓに落ち着きました（IAPの正常値は五〇〇μg/mℓ以下）。

フェーススケール（一八八ページ参照）では、最初から「2」で変化はありませんが、思いがけぬ治癒にご本人はすっかり明るくなり、現在まで三年二ヵ月、お元気に暮らしておられます。

卵巣ガン（手術不能のステージ3C）　四十代後半・女性　平成十四年一月初診

この患者さんが卵巣ガンと診断されたのは、平成十一年十二月末のことでした。卵巣ガンは、ガンがある程度大きくなるまで自覚症状が出ないことから、発見が遅れがちです。また発見されたときには、病変が拡大しているため手遅れになることが多いのです。

この患者さんの場合も、発見時のガンはすでに三・二㎝×二・六㎝という大きさに達していました。ガンは骨盤《こつばん》の最底部であるダグラス窩《か》に固着していたため、手術はできず抗ガン剤治療を受けることになりました。

その後、二年ほど抗ガン剤治療を受けましたが治療効果は現れず、薬の副作用で体が弱ってきたため、患者さんは抗ガン剤治療をやめ、ＢＡＫ療法を希望して当センターに来院されました。

初診時の患者さんは、ご自分のガンが進行していることに怯《おび》えきっており、非常に不安そうな様子でした。顔色も悪く、まったく元気がありません。「気分が悪いんです」というお話のとおり、一回目のフェーススケールは「９」でした。

初診時に採血を行い、一回目のＢＡＫ療法を一月二十五日に行ったところ、治療後に患者さんは「とても気分がよくなりました」とお話しになり、フェーススケールは「１」まで回復しました。お話ししているときの様子も、すっかり元気になり、はきはきとおしゃべりできるようになりました。

二回目の治療を二月二十七日に終えた後、かかりつけの病院でエコーとCT検査を受けたところ、腫瘍は完全に消失していました。これには患者さんだけでなく、私もびっくりしてしまいました。これまで肺ガンの患者さんなど数例、ガンの完全消失を経験していますが、卵巣ガンでは初めてのケースでした。

腫瘍マーカー（IAP）は、初診時二七五μg／mℓ（正常値は五〇〇μg／mℓ）、三月には三五二μg／mℓと正常値を保っており、患者さんは現在もたいへん元気に通院を続けています。

●フェーススケールがよくなった例

前立腺《ぜんりつせん》ガン　六十代前半・男性　平成九年初診

この男性はガンの初発から二年後に再発し、ホルモン療法や放射線療法を受けましたが、腫瘍マーカーが上がってきたため来院されました。原発巣は手術で切除しています。

治療開始前の腫瘍マーカーはPSAが五一ng／mℓ（正常値は三・五ng／mℓ以下）でしたが、四ヵ月後に正常値に落ち着きました。

この男性はＢＡＫ療法の加療中に心臓のバイパス手術を受けることになり、治療をいったん中断しました。術後、体調をくずしてしまい、再度来院されたときのフェーススケールは「６」でした。しかし治療再開後、まもなく「２」に回復し、現在は「３」を維持しています。ＢＡＫ療法には、ＱＯＬを高める優れた作用があります。

以上にご紹介した「自律神経免疫療法」と「ＢＡＫ療法」は、患者さんの体に無理をかけることなく免疫を高める優れた治療法です。ただ、どんなに秀でた治療法であっても、ガン治療の基本となる「生活の見直し」を行わなければ十分な効果は得られません。

ガンとわかったら、まず前章で紹介した「生活の見直し」を心がけ、免疫を高める生活環境を作りましょう。そのうえでこれらの治療を受けるなら、ガンは自然退縮に向かいます。もう、「ガンは怖くない」のです。

あとがき

ガンは確実に治せる病気であり、怖い病気ではない。このことをできるだけ多くの人に伝えたいという気持ちから、私は本書を書きました。

本書を読み終えたみなさんに、以前より少しでも「気が楽になった」「なんだかガンが怖くなくなった」「肩の力が抜けた」と思っていただけたなら、著者としてこんなにうれしいことはありません。もちろんみなさんの体の中で、リンパ球たちも大喜びして、拍手喝采《はくしゅかっさい》していることでしょう。

私たちの体には、自分で病気を治そうとする力が備わっています。この力は心と体をいたわってやることで、よりいっそう強くなるのです。ガンとわかったら、「ガンを治す四箇条」を実践しましょう。すべての人に、明るい未来が訪れます。

安保　徹

●参考文献

未来免疫学　安保徹著　インターメディカル
絵でわかる免疫　安保徹著　講談社サイエンティフィク
医療が病いをつくる　安保徹著　岩波書店
『治療』「体調と免疫のつながり」①Vol.79,No.10(1997.10)、⑩Vol.80,No.7(1998.7)、⑮Vol.81,No.1(1999.1)　南山堂
難病を治す驚異の刺絡療法　福田稔著　マキノ出版
ガンはここまで治せる！　福田稔著　マキノ出版
ガンと共生しよう　海老名卓三郎著　近代文芸社
病は気から　宝島編集部編　宝島社
抗ガン剤は効かない　宝島社
がん検診のはなし　久道茂著　新企画出版社
こころと体の対話　神庭重信著　文藝春秋
治療は大成功、でも患者さんは早死にした　岡田正彦著　講談社
見えてきたガンの正体　西村肇著　筑摩書房
がんの常識　竹中文良著　講談社
最新がん全書　世界文化社　末舛恵一監修
丸山ワクチンでガンに克つ　藤田敬四郎編著　マキノ出版
今日の治療薬２００２　水島裕監修　南江堂
笑いと治癒力　ノーマン・カズンズ著　岩波書店

安保　徹（あぼ・とおる）
1947年生まれ。東北大学医学部卒業。現在、新潟大学大学院医歯学総合研究科教授（国際感染医学講座　免疫学・医動物学分野）。米国アラバマ大学留学中の1980年に「ヒトNK細胞抗原CD57に対するモノクローナル抗体」を作製。1989年、胸腺外分化T細胞の存在を発見。1996年、白血球の自律神経支配のメカニズムを初めて解明。1999年、マラリア感染の防御が胸腺外分化T細胞によって行われることを突き止める。2000年、100年来の通説、胃潰瘍＝胃酸説を覆す顆粒球説を米国の専門誌Digestive Diseases and Sciencesに発表し、大きな衝撃を与える。国際的な場で精力的に研究成果を発表し続け、免疫学の最前線で活躍。著書に『「薬をやめる」と病気は治る』『病気を治す「体の声」の聴き方』（以上、マキノ出版）、『医療が病いをつくる』（岩波書店）など。

■ビタミン文庫
ガンは自分で治せる

平成14年5月25日／第1刷発行
平成17年12月20日／第17刷発行

著　者　安　保　　徹
発行者　秋　山　太　郎
発行所　株式会社　マキノ出版
〒113-8560　東京都文京区湯島2－31－8
☎03-3815-2981　振替00180-2-66439
マキノ出版のホームページ　http://www.makino-g.jp

印刷所
製本所　図書印刷株式会社

ISBN4－8376－1162－1　C0377